Schürch
Notfälle in der Hausarztpraxis

Verlag Hans Huber
Programmbereich Gesundheit

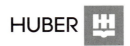

Bücher aus verwandten Sachgebieten:

Guignard / Meerwein
Krankheitslehre für die Medizinische Praxisassistenz
11. Aufl. 2009. ISBN 978-3-456-84759-7

Meyer (Hrsg.)
Allgemeine Krankheitslehre kompakt
10. Aufl. 2007. ISBN 978-3-456-83561-7

Roth
Strahlenschutz in der Medizin
Praktische Anleitung zum Strahlenschutz in Röntgendiagnostik,
Nuklearmedizin und Strahlentherapie
2008. ISBN 978-3-456-84537-1

Tappert / Schär
Erste Hilfe kompakt
11. Aufl. 2006. ISBN 978-3-456-84178-6

Dalicho
Die allgemeinärztliche Untersuchung
2000. ISBN 978-3-456-82954-8

Zollo (Hrsg.)
Fragen und Antworten zur Allgemeinmedizin
«Medical Secrets»
2004. ISBN 978-3-456-84006-2

Stoppe / Mann (Hrsg.)
Geriatrie für Hausärzte
2009. ISBN 978-3-456-84705-4

Weitere Informationen über unsere Neuerscheinungen finden Sie im Internet unter:
www.verlag-hanshuber.com.

Felix Schürch

Notfälle in der Hausarztpraxis

Von Allergie bis Zeckenbiss

Verlag Hans Huber

Anschrift des Autors:
Dr. med. Felix Schürch
Altstetterstr. 118
CH-8048 Zürich
http://www.hausarztfelixschürch.ch

Lektorat: Dr. Klaus Reinhardt
Herstellung: Peter E. Wüthrich
Umschlag, Gestaltung und Druckvorstufe: Claude Borer, Basel
Druck und buchbinderische Verarbeitung: Kösel, Altusried-Krugzell
Printed in Germany

Bibliographische Information der Deutschen Nationalbibliothek
Die Deutsche Nationalbibliothek verzeichnet diese Publikation in der Deutschen Nationalbibliographie;
detaillierte bibliographische Daten sind im Internet über http://dnb.d-nb.de abrufbar.

Dieses Werk, einschliesslich aller seiner Teile, ist urheberrechtlich geschützt.
Jede Verwertung ausserhalb der engen Grenzen des Urheberrechtes ist
ohne Zustimmung des Verlages unzulässig und strafbar. Das gilt
insbesondere für Vervielfältigungen, Übersetzungen, Mikroverfilmungen
sowie die Einspeicherung und Verarbeitung in elektronischen Systemen.

Der Verfasser hat grösste Mühe darauf verwandt, dass die therapeutischen Angaben insbesondere
von Medikamenten, ihre Dosierungen und Applikationen dem jeweiligen Wissensstand
bei der Fertigstellung des Werkes entsprechen. Da jedoch die Medizin als Wissenschaft
ständig im Fluss ist und menschliche Irrtümer und Druckfehler nie völlig auszuschliessen sind,
übernimmt der Verlag für derartige Angaben keine Gewähr. Jeder Anwender ist daher dringend
aufgefordert, alle Angaben in eigener Verantwortung auf ihre Richtigkeit zu überprüfen.

Die Wiedergabe von Gebrauchsnamen, Handelsnamen oder Warenbezeichnungen
in diesem Werk berechtigt auch ohne besondere Kennzeichnung nicht zu der Annahme,
dass solche Namen im Sinne der Warenzeichen-Markenschutz-Gesetzgebung als frei
zu betrachten wären und daher von jedermann benutzt werden dürfen.

Anregungen und Zuschriften bitte an:
Verlag Hans Huber
Lektorat Medizin / Gesundheit
Länggass-Strasse 76
CH-3000 Bern 9
Tel: 0041 (0)31 300 45 00
Fax: 0041 (0)31 300 45 93
verlag@hanshuber.com
www.verlag-hanshuber.com

1. Auflage 2010
© 2010 by Verlag Hans Huber, Hogrefe AG, Bern
ISBN 978-3-456-84778-8

Inhalt

6	Allergischer Schock
8	Bauchschmerzen und Blinddarmentzündung
10	Coma diabeticum und Hypoglykämie
12	Drogenüberdosierung
14	Epistaxis (Nasenbluten)
16	Fieber
18	Gift
20	Hirnschlag
22	Infarkt
24	Jugendliche und Kinder mit Fieber
26	Krampfanfall
28	Luftnot bei Asthma
30	Migräne und andere Kopfschmerzen
32	Nierenkolik
34	Ohnmacht
36	Pneumothorax
38	Quick-Wert und Blutung
40	Reanimation bei Kreislaufstillstand
42	Suizidgefahr
44	Schock
46	Stichverletzung
48	Thrombose
50	Übermässige Angst, Panik
52	Verbrennung
54	Wunde
56	XX (Frauen) Die Pille danach
58	XY (Männer) Harnverhaltung
60	Zeckenbiss
62	Normwerte bei einigen wichtigen Notfalluntersuchungen

Allergischer Schock

Beschwerden und Beobachtungen

Bei einer akuten allergischen Reaktion gibt es Symptome wie:
- Juckreiz und Hautrötung
- Husten, Heiserkeit, Atemnot
- Schwindel, Übelkeit, Durchfall
- beschleunigten Puls und Blutddruckabfall.

Wichtige Entscheidungen

In der Praxis werden die Ärztin und das Team sofort alarmiert und die Notfallmedikamente bereitgestellt. Ausserhalb der Praxis fährt die Ambulanz mit Blaulicht zum Patienten.

Praktisches Vorgehen

- Patienten auf Liege oder Boden legen
- Blutdruck und Puls messen
- der Ärztin assistieren bei der intravenösen Verabreichung eines Antihistaminikums (z.B. Tavegyl® Amp i.v.) und Cortison (z.B. Solu-Medrol®, Urbason solubile®)
- Adrenalin bereithalten, ev. Infusion anlegen

Medikamente

- Antihistaminika wie Clemastin (Tavegyl®), Cetirizin (Zyrtec®), usw. können i.v. oder p.o. verabreicht werden.
- Adrenalin wird bei Gefahr einer sehr starken allergischen Reaktion (anaphylaktischer Schock) eingesetzt. Es wird intramuskulär verabreicht (z.B. Adrenalin Sintetica® bzw. Suprarenin® Amp 1mg/1ml). Verschiedene Präparate sind als Fertigspritzen erhältlich, welche von Patienten in der Notfallsituation selbst angewendet werden können (z.B. der Autoinjektor Anapen®).

Auslöser von starken allergischen Reaktionen sind vor allem:
- Antibiotika (z.B. Penicillin)
- Lokalanästhetika (z.B. Lidocain)
- Röntgenkontrastmittel (z.B. Kontrastmittel bei einem MRI des Hirns)
- Schmerzmittel (z.B. Diclofenac)
- Insektengifte (z.B. Bienen, Hummeln, Wespen)
- Nahrungsmittel und Gewürze (z.B. Crevetten, Nüsse, Sellerie).

Adrenalin – Stresshormon und Notfallmedikament

Jeder Mensch hat Adrenalin im Blut. Es wird von den Nebennieren abgegeben, zwei kleinen Drüsen, die wie Zipfelmützen auf den Nieren sitzen. Bei körperlicher oder psychischer Belastung steigt der Pegel des Hormons im Blut an, und der Organismus wird auf maximale Leistung eingestellt. Es gibt Menschen, die diesen Kick beim Motorradfahren oder Bergsteigen suchen: regelrechte «Adrenalin-Junkies». Messungen mit wiederholten Blutentnahmen mit einem Venenkatheter bei Fallschirmspringern im freien Fall zeigen, dass sich die Adrenalinmenge bei Stress rasch ändert und der Situation anpasst.

Adrenalin ist auch als Medikament im Einsatz, die Ampullen fehlen in keinem Notfallkoffer. Patienten mit bedrohlicher Nahrungsmittel- oder Insektenstichallergie tragen es immer in Form einer Fertigspritze mit sich. In der Arztpraxis liegt es bei den Notfallmedikamenten bereit. Das ganze Team kennt den Aufbewahrungsort, wenn plötzlich ein Patient mit ersten Anzeichen einer starken allergischen Reaktion kommt; oder ein anderer Patient während einer Behandlung mit starken Symptomen reagiert – beispielsweise nach einer Spritze. Bei einem anaphylaktischen Schock weiten sich alle Gefässe aus, das Blut «versackt» in den Venen, und der Kreislauf bricht zusammen. Hier wirkt Adrenalin lebensrettend.

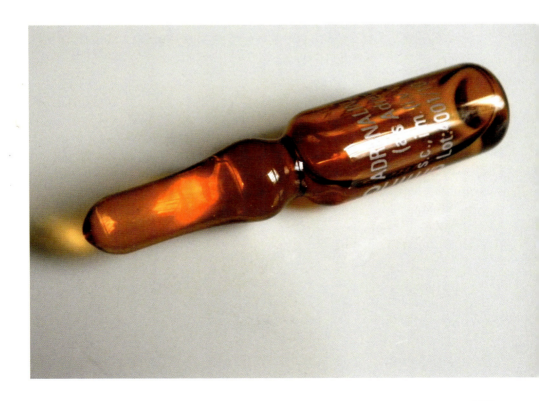

Bauchschmerzen und Blinddarmentzündung

Beschwerden und Beobachtungen
Ein «akuter Bauch» zeigt sich in:
- heftigen Bauchschmerzen
- Bauchdecke, die sich beim Abtasten reflexartig anspannt («Peritonismus»)
- Schmerzen bei kurzen Erschütterungen beim Husten oder nach Berührungen («Loslassschmerz»)
- Übelkeit, Erbrechen
- erhöhter Temperatur oder Fieber.

Wichtige Entscheidungen
Welche Untersuchungen können in dieser Praxis bei akuten Bauchschmerzen routinemässig durchgeführt werden?

Praktisches Vorgehen
Notfalluntersuchungen durchführen:
- Blutdruck und Puls: Schock?
- CRP, weisses Blutbild: Entzündung?
- Hämoglobin: Blutverlust, innere Blutung?
- Amylase: Pankreatitis?
- Urinuntersuchung: Infekt? Schwangerschaft? Steine?
- Temperatur axillär: Fieber?
- Temperatur rektal: Entzündung im Unterbauch?

Bei einer Appendizitis ist der Temperaturunterschied zwischen rektaler und axillärer Messung oft höher als normal, d.h. über 0.5° C.

Flüssigkeits- oder Nahrungszufuhr vermeiden. Je nach Verdachtsdiagnose ist eine notfallmässige Operation notwendig.

Medikamente
In der Regel keine Medikamente. Diese könnten die Symptome unterdrücken und dadurch die Diagnose erschweren.

Der Begriff «akutes Abdomen» bezeichnet eine Notfallsituation. Die Betroffenen haben akute Bauchschmerzen, und eine rasche Abklärung ist nötig, manchmal sogar eine notfallmässige Operation. Als Ursachen kommen viele Erkrankungen in Frage, von der Appendizitis über die Entzündung der Gallenblase bis zur Eileiterschwangerschaft. Der Arzt muss den Patienten gut untersuchen und an alle möglichen Diagnosen denken.

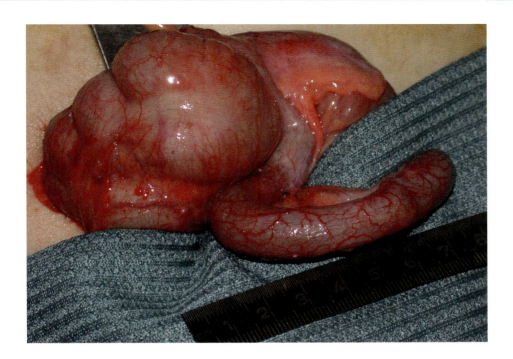

Der Wurmfortsatz

In der Umgangsprache reden wir häufig einfach von «Blinddarmentzündung», wenn wir die Entzündung des Wurmfortsatzes (Appendizitis) meinen. Der Blinddarm, ein grosser Abschnitt des Dickdarms, ist aber von dieser Krankheit nicht betroffen. Das Problem ist der Wurmfortsatz, ein Anhängsel des Blinddarmes, etwa so gross und so lang wie der kleine Finger. Er enthält viele Abwehrzellen und Bakterien. Bei einer akuten Entzündung muss er entfernt werden. Er könnte sonst platzen und eine lebensgefährliche Bauchfellentzündung verursachen.

Solche akuten Entzündungen kommen häufig bei Jugendlichen und jungen Erwachsenen vor. Sie zu erkennen und die richtige Diagnose zu stellen ist nicht immer einfach. Auch alte Menschen können betroffen sein, die Anzeichen bei ihnen sind aber oft weniger deutlich. Um eine rechtzeitige Diagnose nicht zu verpassen, müssen wir also immer an diese Möglichkeit denken.

Bei der Operation wird der Bauch unten rechts aufgeschnitten; deshalb haben viele Menschen dort, am sogenannten McBurney-Punkt, eine kleine Narbe. Heute kann man den Eingriff auch mit dem Laparoskop durchführen («Schlüsselloch-Chirurgie»); dann bleiben drei kleine vernarbte Einstichstellen. Das kleine Organ, das herausoperiert wird, schickt man ins Institut für Pathologie. Die nachträgliche Untersuchung des Wurmfortsatzes mit dem Mikroskop zeigt, ob und in welchem Ausmass das entfernte Organ entzündet war.

Coma diabeticum und Hypoglykämie

Beschwerden und Beobachtungen

Hyperglykämie («Überzuckerung»):
- Durst
- Müdigkeit
- leichte Bewusstseinsstörung bis Koma (Coma diabeticum).

Hypoglykämie («Hypo», «Unterzuckerung»):
- Kopfschmerzen
- Unruhe
- psychische Störungen
- Zittern.

Wichtige Entscheidungen

Mit einer Bestimmung des Blutzuckers muss die Situation rasch geklärt werden. Wenn diese Messung nicht möglich und der Blutzuckerwert unbekannt ist: Glukose zuführen. Eine Hypoglykämie ist akut lebensgefährlich.

Praktisches Vorgehen

- Blutzucker messen
- Fragen stellen nach gespritztem Insulin, eingenommenen Medikamenten, Mahlzeiten, nach früheren Entgleisungen
- bei einer Hyperglykämie: wiederholt Blutzucker messen, je nach Schweregrad Spitalbehandlung notwendig
- bei einer Hypoglykämie: sofort Zucker geben in Form von Schokolade, Rosinen, Zuckerwürfel usw. oder Behandlung mit Glukose i.v.

Medikamente

- Bei einer schweren Hyperglykämie wird Insulin i.v. verabreicht, unter häufigen Kontrollen des Blutzuckers.
- Bei einer Hypoglykämie muss Glukose i.v. verabreicht werden (z. B. 10 ml Glukose 40 %).

Beim Coma diabeticum fehlt das Insulin im Körper, so dass der ganze Stoffwechsel entgleist. Glukosewerte von 30–50 mmol/l sind möglich. Die Symptome einer Unterzuckerung treten individuell verschieden auf. Ein «Hypo» ist schon bei einem Glukosewert zwischen 3 und 5 mmol/l möglich.

Coma diabeticum und Hypoglykämie

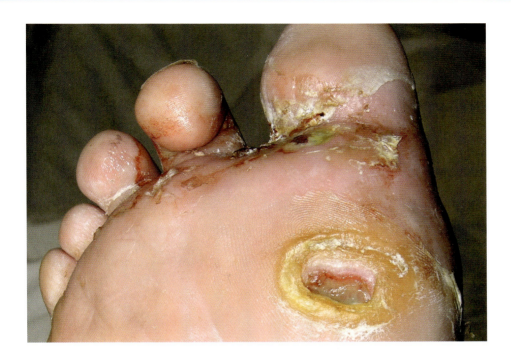

Der diabetische Fuss

Die Pflege der Füsse bei Diabetikern ist eine Wissenschaft für sich. Und dennoch geht sie alle an: Patienten, Ärzte und Praxisteam, schliesslich die Fusspflegerin und die Pflegefachfrau von der Spitex. Unbeachtete Verletzungen und kleine Druckstellen können rasch zu Komplikationen und unter Umständen zu einer Klinikeinweisung mit langwierigen Behandlungen führen. Schätzungsweise um die tausend Amputationen müssen jährlich in der Schweiz bei Diabetikern vorgenommen werden, weil andere Massnahmen nicht mehr helfen.

Die Medizinische Praxisassistentin lernt bereits im Fach «Krankheitslehre», worauf es ankommt: nie barfuss gehen, Zehennägel schonend schneiden, Füsse waschen und kontrollieren, Wärmflaschen meiden wegen der Verbrennungsgefahr und bei Verletzungen sofort den Arzt konsultieren.

Wer das Auge schulen will, findet im Internet viel Bildmaterial: in www.dermis.net, einem eindrücklichen Bildatlas zu allen möglichen Hautkrankheiten. Wer die Druckgeschwüre beim Diabetiker sehen will, klickt hier einfach unter M auf «Malum perforans».

Guignard E., Meerwein P.: Krankheitslehre für die Medizinische Praxisassistenz, Huber, Bern, 2009

http://www.dermis.net

Drogenüberdosierung

Beschwerden und Beobachtungen
- Verminderung der Atmung (Atemdepression)
- Verminderung des Bewusstseins, von Schläfrigkeit bis Koma
- unter Umständen epileptischer Anfall, Kollaps und/oder allergieartige Reaktion.

Wichtige Entscheidungen
Braucht der Patient längere Zeit Überwachung im Spital oder durch Angehörige? Ist alles für eine Beatmung vorbereitet? Sind Ambubeutel und Sauerstoffflasche vorhanden?

Praktisches Vorgehen
- Atmung überwachen: bei ungenügender Atmung oder Atemstillstand mit Ambubeutel beatmen und 6 l/min Sauerstoff zuführen.
- Bewusstsein überwachen: Patient wiederholt ansprechen und Weckbarkeit prüfen.

Medikamente
Naloxon (z. B. Naloxon OrPha®, Naloxon ratiopharm® Amp 0.4 mg/ml) ist ein Gegenmittel (Antidot), das die Wirkung der Opioide sofort aufhebt; allerdings nur für 90 Minuten. Dann kann es erneut zu Symptomen der Überdosierung kommen. Daher muss der Patient längere Zeit überwacht werden.

Schmerz- und Rauschmittel wie Morphium, Tramadol, Heroin oder Methadon nennt man Opioide. Eine Überdosierung mit Opioiden kann bei einer Morphiumbehandlung bei Krebspatienten, beim Heroinkonsum durch Drogenabhängige oder bei Patienten im Methadonprogramm vorkommen. Die Symptomatik und das Vorgehen ist bei allen Opioiden gleich.

Drogenüberdosierungen gibt es heute vorwiegend mit Alkohol, Kokain und Ecstasy. Zwischenfälle mit diesen Substanzen machen den Einsatz der Rettungssanitäter und eine Überwachung auf der Notfallstation im Spital nötig.

Drogenüberdosierung

Methadon im Kinderzimmer

Für heroinabhängige Menschen ist die «Ersatzdroge Methadon» eine grosse Hilfe. Sie müssen nicht auf der Strasse für teures Geld ihren Stoff besorgen und können einer geregelten Arbeit nachgehen. In vielen Arztpraxen werden daher Frauen und Männer betreut, die im «Methadonprogramm» sind. Wie sich das konkret abspielt kann zum Beispiel auf der Homepage der Praxis von Dr. André Seidenberg, einem Pionier in der Behandlung von Drogenabhängigen, nachgelesen werden.

Fehlerhafte Dosierungen des Medikamentes sollten nicht vorkommen. Man weiss aber, dass bei regelmässigen Konsumenten eine zu hohe Dosis keine grossen Auswirkungen hat. Anders aber bei Kleinkindern. Für sie ist die Flüssigkeit mit dem Sirup, welche die Mutter oder der Vater nach Hause bringen und im Kühlschrank aufbewahren, lebensgefährlich. Schon eine Einnahme von 10 mg kann tödliche Folgen haben. Es ist in den letzten zwanzig Jahren in der Schweiz mehrmals zu schweren Vergiftungen gekommen mit Koma und Atemstörungen, ja sogar mit tödlichen Verläufen. Wer in einer Methadonbehandlung mitmacht, wird daher aufgeklärt, dass gerade dieses Medikament sicher aufbewahrt werden muss – garantiert unerreichbar für Kinderhände!

http://www.seidenberg.ch

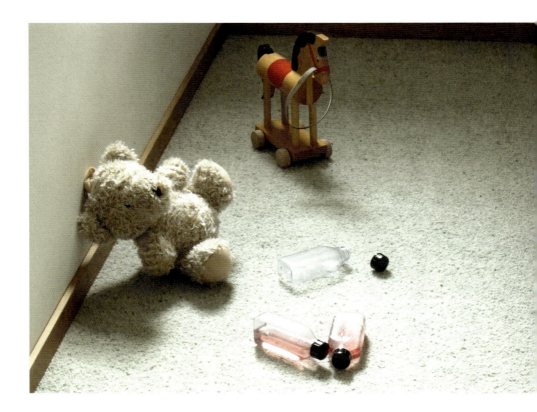

Epistaxis (Nasenbluten)

Beschwerden und Beobachtungen
Nasenbluten gibt es bei:
- einer starken Erkältung mit viel Niesanfällen und entzündeten Schleimhäuten
- trockenen Schleimhäuten, z. B. bei tiefer Luftfeuchtigkeit in der Heizperiode
- hohem Blutdruck
- Störungen der Blutgerinnung, häufig bei einer Behandlung mit Antikoagulanzien oder bei einem Mangel an Blutplättchen.

Wichtige Entscheidungen
Sind alle «Hausmittel» richtig angewendet worden? Ist eine Behandlung in der Praxis nötig? Ist eine Behandlung und Abklärung beim Spezialisten oder im Ambulatorium des Spitals nötig?

Praktisches Vorgehen
- Nasenflügel zehn Minuten zusammenpressen oder die Nasenlöcher mit Watte, Papiertaschentüchern, usw. zustopfen
- in sitzender Position bleiben, am besten beim Lavabo, Blut ausspucken
- einen kalten Umschlag oder Waschlappen auf den Nacken legen
- Geduld üben und warten: Watte mindestens eine Stunde nicht herausnehmen, während zwölf Stunden nicht schnäuzen

Diese Massnahmen können zu Hause durchgeführt werden. In der Praxis werden Blutdruck, Quick, das Hämoglobin und die Thrombozyten gemessen.

Medikamente
Für die Tamponade kann «blutstillende Watte» angewendet werden, falls diese zur Verfügung steht. Sie enthält Kalziumalginat, das zusätzlich zur Blutstillung beiträgt.

Nasenbluten heisst mit dem Fachausdruck Epistaxis. Das Zustopfen der Nasengänge nennt man tamponieren. Nasenbluten ist meist durch eine Verletzung von Gefässen im vorderen Teil der Nasenscheidewand bedingt, wo besonders viele Venen verlaufen. Diese Stelle ist nach einem deutschen HNO-Arzt benannt: Kiesselbach-Ort (lateinisch: Locus Kiesselbachii).

Epistaxis (Nasenbluten)

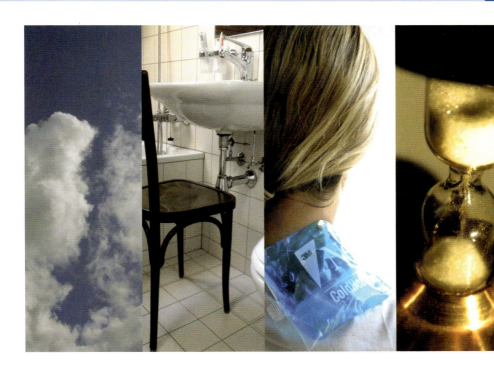

**Kleine Hilfen
mit grosser Wirkung**

Nasenbluten ist eigentlich nicht gefährlich und hört meistens von selber auf. Aber die rot verfärbten Taschentücher und Blutlachen im Lavabo können die Betroffenen oft gehörig in Angst versetzen. Die Medizinische Arztgehilfin kann hier Wunder wirken, wenn sie die Anrufer am Telefon ruhig und kompetent berät.

Zuerst muss die Blutung durch Druck gestillt werden. Druck (Kompression) ist immer gut, wenn irgendwo ein Leck auftritt. Beide Nasenflügel müssen während mindestens fünf Minuten zusammengepresst werden. Wenn es dann immer noch blutet, kann man die Nasenlöcher mit einem Wattebausch, mit Papiernastüchern oder ähnlichem tamponieren. Am besten gleich beide Nasenlöcher, damit genügend Druck entsteht. Blut im Rachen und im Mund ausspucken, weil dieses sonst im Magen zu Übelkeit führt.

Die Patientin oder der Patient sollen sitzen, im Liegen fliesst nur noch mehr Blut zum Kopf. Ein kalter Waschlappen oder eine Kältepackung in der Nackengegend bringt die Arterien im Kopfbereich dazu, sich zu verengen. Und dann ist Geduld angesagt: Die Pfropfen sollen mindestens drei Stunden in der Nase belassen werden, und auf das Schnäuzen ist während 24 Stunden zu verzichten. Das Hochziehen des Nasensekretes gilt ja nicht als besonders anständig – in diesem Fall wird es jedoch dringend empfohlen.

Fieber

Beschwerden und Beobachtungen

Eine Körpertemperatur über 38 °C ist Fieber. Durch aufmerksames Zuhören und gezielte Fragen verschaffen wir uns ein Bild über den Zustand des Patienten mit Fieber:
- Wurde die Temperatur gemessen? Wann? Mit welcher Messmethode?
- Ist der Allgemeinzustand schlecht? Schüttelfrost? Gibt es vorbestehende Krankheiten?
- Sind Zusatzsymptome aufgetreten wie z. B. ein Hautausschlag, Kopfweh, Ohrenschmerzen oder Durchfall?
- Gibt es Hinweise auf gefährliche Risiken wie Immunschwäche, Aufenthalt in den Tropen und künstliche Herzklappen?

Wichtige Entscheidungen

Gibt es eine naheliegende Erklärung und spricht alles für eine harmlose Erkrankung? Gibt es Alarmzeichen, die eine rasche Abklärung notwendig machen?
Ist der Fall unklar und somit eine rasche ärztliche Beurteilung notwendig?

Praktisches Vorgehen

- in der Praxis nochmals Fieber messen, am genauesten ist die rektale Messung
- bei schlechtem Allgemeinzustand, bei Schüttelfrost, bei Hinweis auf eine gefährliche Erkrankung und Risikosituationen sofort den Arzt informieren, damit rasch Abklärungen eingeleitet werden können
- nach Verordnung durch Arzt einen Thorax aufnehmen und im Labor Blutbild, CRP, Urin untersuchen

Medikamente

Fiebersenkung bei Erwachsenen mit Paracetamol (z. B. Dafalgan®, Ben-u-ron®), Acetylsalicylsäure (z. B. Aspirin® Granulat 500 mg, Aspegic®) oder Ibuprofen (z. B. Irfen®, Dolgit®, Dismenol®).

Beim Fieber wird die Körpertemperatur durch das Gehirn neu eingestellt; wie beim Thermostat der Heizung in einer Wohnung. Die Temperatur im Innern des Menschen, die Kerntemperatur, liegt normalerweise bei 37 °C. Möglicherweise hilft die erhöhte Temperatur bei einigen Infektionen, die Krankheitserreger besser abzuwehren.

Fieber

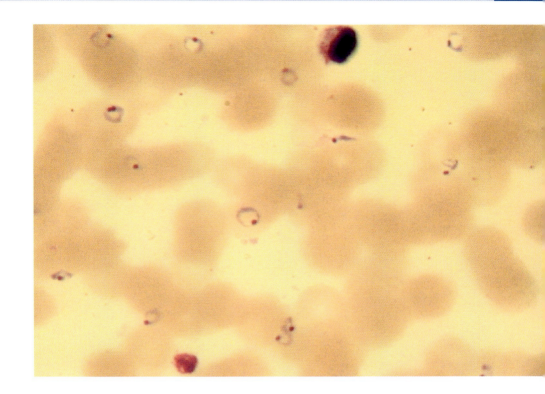

Fieber bei Tropentouristen

Diese Aufnahme aus dem Mikroskop zeigt rote Blutzellen, die von Parasiten befallen sind. Die bläulich-violetten Formen sind die Erreger der Malaria; ihre Form erinnert manchmal an einen Kopfhörer. Die betroffenen Menschen leiden ähnlich wie bei einer schweren Grippe unter hohem Fieber, Kopfschmerzen und allgemeiner Schwäche. Manchmal kommen auch Übelkeit, Erbrechen und Durchfall dazu. Ohne Behandlung kann die Malaria tödlich verlaufen. In der Schweiz wurde zwischen 2003 und 2005 bei über 600 Fällen eine Malaria diagnostiziert.

Unklares Fieber bei Leuten, die aus Tropengebieten zurückkehren, muss rasch weiter untersucht werden. Könnte es sich um Malaria handeln? Dies kann mit der Untersuchung eines Blutausstriches oder mit hämolysiertem Blut auf einem Glasplättchen, dem «dicken Tropfen», festgestellt werden. Im Internet gibt «safetravel» Auskunft über die Regionen, wo die Malaria vorkommt. Diese Website informiert Touristen und Berater zu allen möglichen reisemedizinischen Fragen, angefangen bei den Impfungen vor der Abreise bis zu Thema «Krank bei der Rückkehr». Selbstverständlich gibt sie auch aktuelle Empfehlungen darüber, wie man sich vor der Malaria schützt.

http://www.safetravel.ch

Gift

Beschwerden und Beobachtungen

Bei einer Vergiftung ist es wichtig, möglichst rasch viele Informationen zu sammeln:
- wer: Angaben zum Patienten?
- was: Tabletten, Pflanzen usw.?
- wie viel: leere Packungen?
- wann: vor Minuten, vor Stunden?
- was noch: Zustand des Patienten, Symptome, bereits getroffene Massnahmen?

Wichtige Entscheidungen

Handelt es sich um eine Bagatelle, oder ist es eine möglicherweise gefährliche Vergiftung? Bei kleinsten Zweifeln: Unverzüglich telefonische Rücksprache mit dem Toxzentrum!

Praktisches Vorgehen
- Telefonnummer des Anrufers notieren für einen allfälligen Rückruf
- immer detaillierte Angaben erfragen – auch unter Zeitdruck
- Ratschläge zum weiteren Vorgehen beim Toxzentrum einholen: unter Telefon 145, rund um die Uhr
- bei Bewusstseinsstörungen und Problemen mit Blutdruck und Puls sofort Ambulanz anfordern

Medikamente

Aktivkohle ist in Apotheken erhältlich als Aktivkohlesuspension 25 % für Erwachsene oder als Medizinalkohle Hydrogel 0.15 g/ml für Kinder.

Antidote (Gegenmittel), welche bei ganz speziellen Vergiftungen benötigt werden, stehen in Apotheken oder in grossen Spitälern bereit. Auskunft dazu gibt das Toxzentrum.

Ein Gift oder eine schädliche Substanz nennt man in der Fachsprache ganz allgemein Noxe. Der Verlauf einer Vergiftung ist abhängig von der Noxe, der eingenommenen Menge und dem Patienten. Aktivkohle ist ein wichtiges Mittel zur Entgiftung, weil sie eine grosse Menge eines Stoffes im Magen-Darm-Kanal binden und dadurch unschädlich machen kann. Eine Magenspülung ist in den meisten Fällen nicht wirkungsvoll und daher nur in besonderen Situationen angezeigt.

Gefährliche Irrtümer

Verwechslungen sind häufig Ursachen für Unfälle. So sind Bärlauchblätter beliebt im Salat, als Pesto oder in Teigwarenfüllungen. Die ähnlich aussehenden Herbstzeitlosen enthalten Cholchizin, einen giftigen Stoff, der Brech-Durchfall verursachen kann. Unter Umständen sind auch Herz und Nieren betroffen, so dass die Vergiftung schwer, ja sogar tödlich verlaufen kann. Am gleichen Ort wie der Bärlauch gedeihen auch die Maiglöckchen. Sie enthalten Glykoside, welche je nach Menge und Person Auswirkungen auf den Magen-Darm-Trakt und den Herzrhythmus haben können.

Wer sich also nach einer Mahlzeit mit «Bärlauch» schlecht fühlt, tut gut daran mit dem «Toxzentrum» Kontakt aufzunehmen. Dort bekommt man konkrete Anweisungen zum weiteren Vorgehen. Das Schweizerische Toxikologische Informationszentrum hat ein grosses Angebot an Informationen zur Verhütung und Behandlung von Vergiftungen: eine Internetseite, Merkblätter, Kursangebote für Pflegende und Rettungssanitäter, Listen von giftigen Pflanzen und Tieren und vieles mehr. Unter der Nummer 145 bietet das «Tox» rund um die Uhr für Laien und medizinische Fachleute gezielte Beratungen durch Ärztinnen und Ärzte an. Umgekehrt werden die Beobachtungen der Ärzte in den Spitälern und Praxen bei Vergiftungsfällen hier dokumentiert und ausgewertet. Dadurch hat man mittlerweile viel Erfahrung mit allen möglichen Giftstoffen – auch mit Herbstzeitlosen und Maiglöckchen.

http://www.toxi.ch

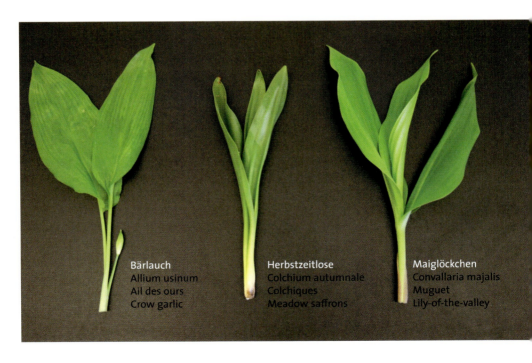

Bärlauch
Allium usinum
Ail des ours
Crow garlic

Herbstzeitlose
Colchium autumnale
Colchiques
Meadow saffrons

Maiglöckchen
Convallaria majalis
Muguet
Lily-of-the-valley

Hirnschlag

Beschwerden und Beobachtungen

Hinweise auf einen Hirnschlag sind:
- ungewöhnliche Kopfschmerzen
- Drehschwindel, länger als 15 Minuten
- Sehstörungen: einseitige Blindheit, doppelt sehen
- Schwierigkeiten beim Sprechen
- einseitige Lähmung im Gesicht, gut beobachtbar beim Mundwinkel
- Lähmung eines Armes oder einer Körperseite.

Viele Betroffene haben Risikofaktoren wie höheres Alter, Hypercholesterinämie, Nikotin, Bluthochdruck, Adipositas, Diabetes und Bewegungsmangel.

Wichtige Entscheidungen

Welches ist das schnellste Vorgehen? Direkt Ambulanz anfordern oder Notfallarzt alarmieren?

Praktisches Vorgehen

- 144 anrufen
- Name und Adresse genau angeben
- eine Hilfsperson bitten, den Krankenwagen am Strassenrand mit Handzeichen einzuweisen
- Begleitung durch Angehörige oder Nachbarn organisieren, damit jemand dem Behandlungsteam auf der Notfallstation Auskunft geben kann

Medikamente

Keine Medikamente, auch kein ASS. Während der Wartezeit kann eine Infusion angelegt werden.

Ein Spezialteam im Spital, die sogenannte «Stroke Unit», übernimmt die Abklärung und Behandlung der Patientinnen mit einem Hirnschlag. Mit einer Thrombolyse kann innert drei bis sechs Stunden durch den Einsatz spezieller Medikamente ein Blutgerinnsel im Gehirn aufgelöst werden. Vorher jedoch muss notfallmässig mit einem Computertomogramm eine Aufnahme des Gehirns gemacht werden, um sicher zu sein, dass keine Hirnblutung vorliegt. In 15 % der Fälle werden durch eine Thrombolyse bleibende Lähmungen und andere Langzeitschäden verhindert.

Hirnschlag

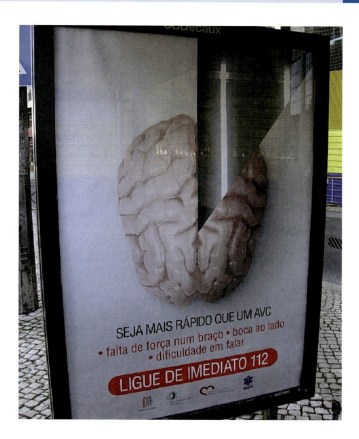

Time is Brain

Ein Plakat in den Strassen von Lissabon im 2008 zeigte das Gehirn von oben und wie bei einem Zifferblatt die abgelaufene Zeit. Diese Aufklärungsaktion machte die Passanten darauf aufmerksam, dass bei den ersten Anzeichen eines Hirnschlags sofort die Ambulanz alarmiert werden muss. Die Behandlung mit den Medikamenten, die ein Blutgerinnsel im Gehirn auflösen können, wirkt nur in den ersten Stunden. Je schneller die Behandlung durchgeführt wird, umso grösser ist die Chance, dass wertvolle Hirnzellen vor dem Absterben bewahrt werden können – Time is Brain.

Die Notfallnummer in den europäischen Staaten ist 112, in der Schweiz 144. Die Schweizerische Herzstiftung gibt auf ihrer Homepage Laien und Fachleuten Informationen zu den Herz- und Kreislauferkrankungen und das angemessene Verhalten, von der Vorbeugung bis zu den Massnahmen im Notfall. Ebenfalls zu finden ist ein Adressliste der «Stroke Units» in der Schweiz, damit die Betroffenen im Notfall möglichst rasch an den Ort gelangen, wo sofort eine wirksame Behandlung durchgeführt werden kann.

http://www.swissheart.ch

Infarkt

Beschwerden und Beobachtungen
Patienten mit den typischen Symptomen eines Herzinfarktes:
- klagen über Schmerzen in der Herzgegend mit Ausstrahlung in den linken Arm
- haben ein Druckgefühl auf der Brust
- leiden unter Atemnot
- verspüren nach der Einnahme von Nitroglyzerin keine Erleichterung.

Wichtige Entscheidungen
Der Verdacht «Herzinfarkt» liegt nahe bei mehreren Risikofaktoren, typischen Symptomen und pathologischen EKG-Veränderungen.

Praktisches Vorgehen
- Blutdruck und Puls messen
- EKG aufzeichnen
- Nitroglyzerin als Kaukapsel oder Spray verabreichen
- 500 mg ASS verabreichen
- im Labor Troponin, CK und CK-MB bestimmen

Bei dringendem Verdacht auf Herzinfarkt unverzüglich Hospitalisation mit Ambulanz.

Medikamente
- Erweiterung der Herzkranzgefässe mit Nitroglyzerin (z. B. Nitrolingual® Pumpspray, Nitrolingual® Kaps).
- Verhinderung der Verklumpung der Blutplättchen mit ASS (Acetylsalicylsäure, z. B. Aspirin® Granulat, Aspegic® 500 mg).

Wenn die Herzkranzgefässe (Koronargefässe) verengt sind, können Schmerzen auftreten («Angina pectoris»), oder Teile des Herzmuskels sterben sogar ab («Infarkt»). Ein Herzinfarkt oder starke, anhaltende Beschwerden bei einer schweren Angina pectoris heissen zusammen «akutes koronares Syndrom» (englisch Acute Coronary Syndrome, ACS).

Sieben wichtige Risikofaktoren für die Erkrankung der Herzkranzgefässe:
- Alter: bei Männern über 45, bei Frauen über 55 Jahre
- erhöhte Blutfette, «Cholesterin»
- Rauchen
- Bluthochdruck
- Übergewicht
- Diabetes
- Bewegungsmangel.

Diagnose Herzinfarkt

Das Elektrokardiogramm (EKG) ist eine häufige und wertvolle Untersuchung in der Arztpraxis. Einige krankhafte Befunde können auch ohne grosse Vorkenntnisse und lange Erfahrung sofort erkannt werden; zum Beispiel Rhythmusstörungen: Die spitzen, hohen R-Zacken (R) haben in diesem Fall keine regelmässigen Abstände. Möglicherweise steckt ein Vorhofflimmern dahinter.

Bei Verdacht auf Herzinfarkt schaut der Arzt auf die ST-Strecke (ST). Diese ist nur wenige Millimeter lang und kommt vor der langen T-Welle. Sie muss wie die Schrift in einem Schulheft auf der Grundlinie verlaufen. Wenn diese Strecke nach oben angehoben ist, reden wir von einer ST-Hebung; wenn sie unter der Grundlinie verläuft, von einer ST-Senkung. Klagt der Patient über Thoraxschmerzen, die schon eine Stunde dauern, ist der Fall sofort klar: Herzinfarkt.

Die Abbildung zeigt ein Beispiel vom November 2008. Ein 48-jähriger Spanier, Magaziner in einer Firma für Bauartikel, wurde wegen starken Brustschmerzen direkt ins Spital gebracht. Die verstopften Herzkranzgefässe konnten mit einem Katheter wieder geöffnet werden. Der Patienten fühlt sich mittlerweile wieder gut, er geht ins Turnen für Herzpatienten und nimmt seine Blutdrucktabletten. Mit dem Rauchen hat er definitiv aufgehört.

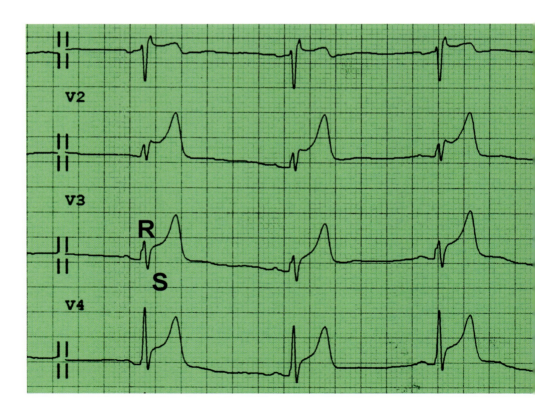

Jugendliche und Kinder mit Fieber

Beschwerden und Beobachtungen

Wichtig bei Fieber sind die Fragen nach:
- der gemessenen Temperatur
- der Messmethode: im Ohr, im Mund, axillär oder rektal
- dem Alter des Erkrankten
- zusätzlichen Symptomen: Hautausschlag, Schmerzen an bestimmten Stellen, Husten, Schluckweh
- dem Verhalten des kleinen Patienten: keine Lust zu spielen und andere auffällige Verhaltensweisen
- der Flüssigkeitszufuhr: trinkt das Kind?
- den angewandten Medikamenten, der eingesetzten Dosis und der Wirkung
- Risikofaktoren: früher Fieberkrämpfe, bekannte Abwehrschwäche und gehäufte Krankheiten in der Umgebung.

Wichtige Entscheidungen

Ist eine rasche Abklärung notwendig, damit eine gefährliche Erkrankung rasch erkannt oder ausgeschlossen werden kann? Handelt es sich aufgrund der Beschreibung um eine harmlose Erkrankung? Weiss die Anruferin, wo und wann sie sich erneut melden muss?

Praktisches Vorgehen

Bei jeder unklaren Situation ist als Erstes eine ärztliche Untersuchung notwendig.

Medikamente

- Paracetamol zur Schmerzbekämpfung und Fiebersenkung. Auf genug starke Dosierung achten. Faustregel: 25 mg/kg KG, alle 6 h, ab 40 kg KG Dosis wie Erwachsene.
- Nichtsteroidale Antirheumatika wie z.B. Ibuprofen (z.B. Irfen®, Dolgit®, Dismenol®).

Bei einer akuten Erkrankung mit Fieber gibt es sieben Diagnosen, an die wir immer denken müssen -von Kopf bis Fuss:
- Hirnhautentzündung (Meningitis)
- Mittelohrentzündung (Otitis media)
- Mandelentzündung (Angina tonsillaris)
- Lungenentzündung (Pneumonie)
- Nierenbeckenentzündung (Pyelonephritis)
- Blinddarmentzündung (Appendizitis)
- Gelenk- und Knochenentzündung (Arthritis, Osteomyelitis).

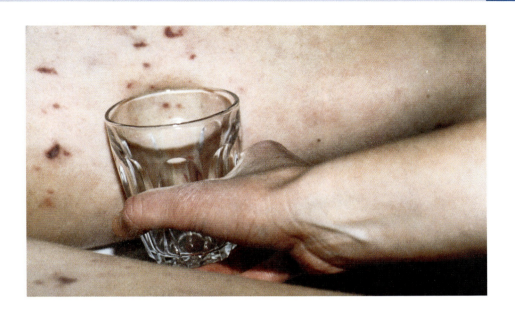

Hirnhautentzündung und alltägliche Erkältung

Eine Hirnhautentzündung ist ein typischer Notfall: Es geht darum, bleibende Schäden zu verhindern – im schlimmsten Fall kann jemand an einer Meningitis sterben. Wir müssen wie bei jedem «echten» Notfall die Situation rasch erfassen und sofort richtig handeln.

Typisch für die Meningitis sind Nackensteifigkeit, Kopfschmerzen und Fieber. Bei kleinen Kindern kann eine auffällige Reizbarkeit und Berührungsempfindlichkeit auftreten, es kann zu anhaltenden Weinen und Schreien kommen oder zu einer ungewöhnliche Abgestumpftheit und Passivität. Manchmal treten kleine rote Punkte in der Haut auf. Diese sogenannten Petechien lassen sich nicht wie andere Hautflecken einfach wegdrücken. Mit einem Glas kann das Phänomen einfach überprüft werden. Petechien sind ein Alarmzeichen, denn sie zeigen eine beginnende Blutvergiftung mit den gefährlichen Meningokokken an. Dieses Bakterium ist neben dem Pneumokokkus und dem Hämophilus bei einer Hirnhautentzündung häufig im Spiel. Die Meningokokken werden in der Schweiz ungefähr 80-mal pro Jahr in Zusammenhang mit Infekten gemeldet, in etwa fünf Fällen pro Jahr sterben die Patienten daran.

Die Meningitis ist ein typische Notfallsituation – zum Glück ist sie selten. Viel häufiger sind grippeartige Infekte der oberen Luftwege. Hier kann meistens schon die Medizinische Praxisassistentin die jungen Patienten oder ihre Eltern beruhigen und weiter helfen. Indem sie praktische Ratschläge gibt, wie die störenden Beschwerden behandelt werden können. Am besten «sanft und natürlich».

Jahn R.: Kinder sanft und natürlich heilen. Beobachter-Buchverlag, Zürich, 2008

Krampfanfall

Beschwerden und Beobachtungen

Ein typischer Krampfanfall («generalisierter tonisch-klonischer Anfall») ist sehr eindrücklich. Der Patient:
- wird bewusstlos
- fällt zu Boden
- zuckt mit Armen und Beinen, «krampft»
- beisst sich in die Zunge
- uriniert, hat ev. auch Stuhlabgang
- ist am Ende etwas benommen oder schläft ruhig und tief.

Wichtige Entscheidungen

Welche Verletzungsgefahren bestehen? Wo kann ich Hilfe holen? Welche Medikamente stehen in der Praxis zur Verfügung?

Praktisches Vorgehen

- Stühle und Gegenstände wegschieben wegen Verletzungsgefahr
- Kopf mit beiden Händen umfassen, nach hinten halten, «führen»
- auf die Uhr schauen und sich den Beginn des Anfalls merken
- Team alarmieren
- Medikamente bereitstellen
- falls Anfall länger als zehn Minuten dauert, nach Verordnung des Arztes Medikamente verabreichen

Medikamente

Diazepam und andere Medikamente aus der Gruppe der Benzodiazepine werden als Notfallmedikamente angewendet (z.B. Valium® Amp i.v., Stesolid® Mikroklisma für die rektale Verabreichung).

Ein Krampfanfall kommt bei verschiedenen Krankheiten des Gehirnes vor, z.B. bei Hirnschlag, Alkoholentzug, Meningitis oder bei einem Hirntumor. Tritt ein Anfall erstmals auf, wird mit gezielten Untersuchungen nach der Ursache gefahndet.

Ein Krampfanfall ist aber auch das vorherrschende Symptom bei der Epilepsie. Diese betrifft etwa 0.5 % der Bevölkerung. Es handelt sich um ist eine angeborene Störung des Gehirns mit ganz verschiedenen Erscheinungsformen: mit generalisierten tonisch-klonischen Anfällen, kurzen Absencen oder isolierten Muskelzuckungen. Epileptiker müssen dauerhaft mit Antiepileptika behandelt werden. Diese Medikamente schützen vor den Anfällen und ermöglichen den Betroffenen so ein normales Leben.

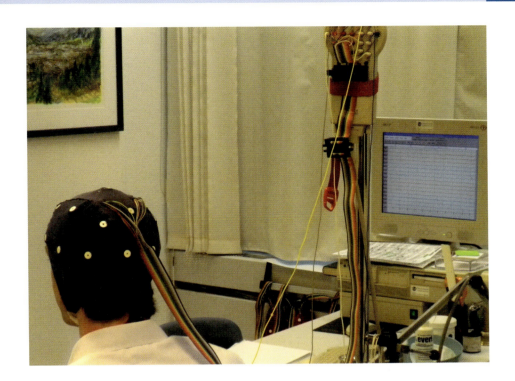

Das Elektroenzephalogramm

Beim Elektroenzephalogramm (EEG) werden elektrische Ströme im Gehirn gemessen, ähnlich wie bei der Herzkurve, dem EKG. Elektrischer Strom spielt nicht nur in der Technik eine Rolle, sondern auch im menschlichen Körper: Im Herz, in den Nerven, in den Muskeln und im Gehirn – überall fliesst elektrischer Strom. Allerdings geht es um sehr schwache Ströme; bei den Nervenzellen im Gehirn um Elektrizität mit einer Spannung von 60 bis 100 Tausendstel Volt. Aber auch diese schwachen Ströme kann man mit geeigneten Geräten messen und aufzeichnen.

Die Wellen und Zacken auf dem Monitor zeigen an, ob das Gehirn normal arbeitet oder nicht. In jeder neurologischen Arztpraxis sind die Geräte für das EEG vorhanden, und speziell ausgebildete Assistentinnen führen diese Untersuchung tagtäglich durch. Bei einer Epilepsie werden häufig während Sekunden bis mehreren Minuten extreme Zacken aufgezeichnet. Man bekommt den Eindruck, dass sich im Gehirn ein Gewitter abspielt.

Die Diagnose «Epilepsie» hat unter Umständen grosse Auswirkungen auf das Leben der Betroffenen: auf die Berufswahl, auf die Möglichkeiten, Reisen zu unternehmen, auf die Berechtigung, ein Auto zu lenken und vieles mehr. Auf der Homepage der Schweizerischen Epilepsie Stiftung findet man wertvolle Informationen zu all diesen Fragen; und natürlich auch zum Elektroenzephalogramm.

http://www.swissepi.ch

Luftnot bei Asthma

Beschwerden und Beobachtungen
- Atemnot
- Patient kann nicht ruhig sprechen
- Husten
- beschleunigte Atmung (>25 Atemzüge pro Minute)
- pfeifendes Atemgeräusch beim Ausatmen

Wichtige Entscheidungen

Der Arzt entscheidet sich für eine ambulante Behandlung oder eine Spitaleinweisung, je nach Schweregrad des Anfalls.

Praktisches Vorgehen
- Patienten sitzen lassen; liegen ist ungünstig
- zwei Hübe Salbutamol (z.B. Ventolin®, Salbulair®) inhalieren lassen
- Cortison bereit stellen für die intravenöse Verabreichung durch den Arzt (z.B. Solu-Medrol®, Urbason solubile®)

Zusätzliche Untersuchungen nach ärztlicher Verordnung: Lungenfunktion, Labor, Thorax.

Medikamente
- Salbutamol ist ein «Betamimetikum», das die Bronchien weitet, und wird meistens inhaliert
- Cortison (und viele ähnliche Substanzen) hemmt die Entzündung in den Bronchien und vermindert dadurch die Schwellung und Schleimproduktion.

Beim Asthma «verkrampfen» und verengen sich die Bronchien. Die Schleimhaut der Atemwege ist entzündet und produziert vermehrt Schleim. Die Luft kann nicht mehr richtig ausströmen. Beim allergischen Asthma sind Pollen, Mehl, Hausstaub oder andere Allergene für die Atemstörungen verantwortlich; aber in den meisten Fällen von Asthma ist die Ursache unbekannt. Körperliche Anstrengung und Infektionen können einen Anfall auslösen.

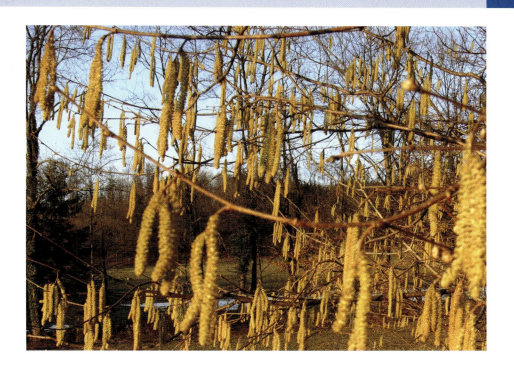

Pollen und Allergie

Menschen mit einer Allergie auf Blütenpollen können einen Asthmaanfall erleiden, auch wenn sie sonst keine Probleme mit Asthma haben. Ein blauer Frühlingshimmel, milde Temperaturen und Sonnenschein – für diese Menschen ist das «schlechtes Wetter». Mit der Blütezeit der Haselsträucher im Februar beginnt der lästige «Heuschnupfen», bevor noch die winterliche Erkältungszeit vorbei ist. Zeitungen und spezielle Seiten im Internet orientieren regelmässig über die Prognosen bezüglich Pollen. Die betroffenen Menschen leiden je nach «Pollenbelastung» unter entzündeten Augen, Niesanfällen und Kratzen im Hals.

Wenn die Bronchien an der allergischen Reaktion mitbeteiligt sind kommt es zu richtigem Asthma mit Atemnot und Husten. In diesem Falle brauchen die Betroffenen notfallmässig eine Behandlung bei ihrem Hausarzt, dem Notfallarzt oder auf der Notfallstation des Spitals.

Wenn man durch spezielle Hauttests herausfinden kann, ob es sich um eine Allergie auf Birken, Gräser oder Haselsträucher handelt, ist auch eine spezifische Behandlung mit einer Serie Spritzen möglich. Der Körper wird bei einer solchen «Desensibilisierung» an die entsprechenden Pollen gewöhnt und reagiert in den folgenden Jahren nicht mehr auf den Blütenstaub.

http://www.pollenundallergie.ch
http://www.lungenliga.ch
http://www.atemwegsliga.de

Migräne und andere Kopfschmerzen

Beschwerden und Beobachtungen

Kopfschmerzen sind in der Regel harmlos. Wichtig sind die Warnsignale, die auf gefährliche Krankheiten hinweisen:
- Fieber
- Meningismus, d.h. Schmerzen die durch Kopfbewegungen nach vorn ausgelöst werden
- Schmerzen, die für den Betroffenen ungewohnt stark und neuartig sind
- allgemeinen Symptomen wie erhöhte Blutdruckwerte und Schwindel
- Bewusstseinstrübungen, psychischen Veränderungen
- Lähmungen, Missempfindungen im Gesicht, in Armen oder Beinen.

Wichtige Entscheidungen

Können wir die geschilderten Kopfschmerzen sofort als «harmlos» einordnen, z.B. als Migräneanfall oder Stirnhöhlenentzündung? Kommt eine gefährliche Krankheit in Frage, sind Untersuchungen notwendig? Wie können die Beschwerden rasch gelindert werden?

Praktisches Vorgehen

Bei einem Migräneanfall:
- Schonung, Aufenthalt in abgedunkeltem Raum und Bettruhe anraten
- Medikamente gegen Brechreiz einsetzen (z.B. Motilium® lingual, Paspertin® Supp)
- Schmerzmittel aus der Hausapotheke (z.B. Aspegic®, Aspirin®, Voltaren®) empfehlen.

Medikamente

Wenn die üblichen Schmerzmittel zu wenig wirksam sind, kommen die sogenannten Triptane zum Einsatz (z.B. Imigran® oder Maxalt®). Das sind spezielle «Migränemedikamente». Sie werden intranasal, sublingual oder intramuskulär verabreicht.

Bei den Kopfschmerzarten gibt es mehr als ein Dutzend verschiedene Gruppen, die alle noch in besondere Typen unterteilt werden: von der Migräne und dem Spannungskopfschmerz bis zur Stirnhöhlenentzündung. Durch eine genaue Befragung kann der Arzt meistens bereits eine Diagnose stellen. Am häufigsten sind die Migräne und die Spannungskopfschmerzen.

Migräne und andere Kopfschmerzen

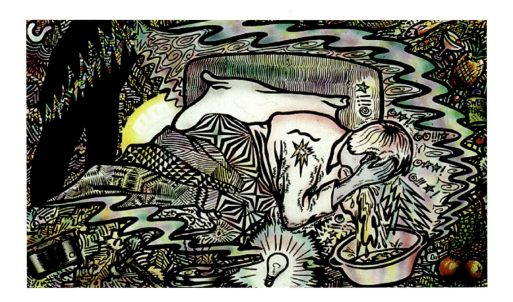

Migräne

Die Menschen mit Migräne erleiden immer wieder plötzliche Anfälle mit starken Kopfschmerzen. Bei einigen treten sie drei bis vier Mal pro Jahr auf, bei andern wöchentlich. Der Kopfwehkalender sieht bei jedem anders aus. Der Schmerz bei der Migräne ist nur auf einer Seite des Kopfes lokalisiert, was dieser eigenartigen Krankheit den Namen gegeben hat: Das Wort «Hemikranion» stammt aus der Sprache der alten Griechen und bedeutet «halber Schädel». Die Krankheit ist schon uralt, aber ihre genaue Ursache kennt man noch immer nicht.

Zusätzlich zum Kopfschmerz hat ein Teil der Patienten typische Begleitsymptome wie Übelkeit, Lichtblitze und eine Überempfindlichkeit gegen helles Licht. Solche Symptome treten häufig bereits vor der Schmerzattacke auf und werden als «Aura» bezeichnet. Dieses griechische Wort hat die Bedeutung von «Lufthauch, Windstoss».

Migräne ist bei Frauen häufiger als bei Männern. Viele Betroffene berichten über mehrere Fälle in der Verwandtschaft. Kein Wunder: die Veranlagung zu dieser Krankheit ist genetisch bestimmt.

Die meisten Migränepatientinnen haben gelernt mit ihren Anfällen umzugehen ohne dass sie einen Arzt aufsuchen. Bei häufigen Attacken lohnt sich eine Besprechung mit dem Hausarzt oder dem Neurologen. Auf der Homepage «headache» der Schweizerischen Kopfwehgesellschaft gibt es viele Adressen, Informationen und den Kopfwehkalender. Der Kopfwehkalender ist ein wichtiges Hilfsmittel für die «Zusammenarbeit» zwischen Ärztin und Patient. Er dient der Beobachtung der Anfallshäufigkeit und der Überprüfung des Erfolges bei einer neuen Behandlung.

http://www.headache.ch

Nierenkolik

Beschwerden und Beobachtungen

Nierensteine, die im Harnleiter bewegt werden, verursachen diese Symptome:
- einseitige, starke Bauchschmerzen
- wellenförmige Schmerzattacken (Koliken)
- Schmerzausstrahlung in die Leiste, die Schamlippen, den Hodensack
- Übelkeit und Erbrechen
- blutigen Urin (Makrohämaturie)
- mit blossem Auge nicht sichtbare Blutspuren im Urin (Mikrohämaturie), nur mit dem Urinstix oder unter dem Mikroskop feststellbar.

Wichtige Entscheidungen

Ist eine ausreichende Schmerzbehandlung ambulant möglich? Muss befürchtet werden, dass der Abfluss des Urins blockiert ist und es zum Rückstau des Harns bis zum Nierenbecken kommt?

Praktisches Vorgehen

Sofortige Untersuchung durch Arzt. Dieser wird die Schmerzbehandlung einleiten und weitere Untersuchungen veranlassen wie ein Urinsediment, eine Blutuntersuchung oder einen Ultraschall.

Medikamente

- Zur Schmerzbekämpfung in leichteren Fällen Analgetika p.o. (z.B. Voltaren®, Tramal®).
- Bei starken Schmerzen und bei Erbrechen Analgetika i.v. (z.B. Novalgin® oder Tramal®).

Steine, die sich im Körper bilden, nennt man Konkremente. Sie können an ganz verschiedenen Stellen vorkommen: zum Beispiel in den Venen als Phlebolithe, in der Gallenblase als Gallensteine oder im Nierenbecken als Nierensteine. Die Steinbildung ist ein chemischer Vorgang, bei dem sich Kalzium mit Oxalsäure oder Phosphor verbindet und dabei Kalziumoxalat oder Kalziumphosphat bildet. Das ist das Material, aus dem solche Steine meistens aufgebaut sind. Patienten mit Nierensteinen sollten beim Wasserlösen den Stein mit einem Sieb auffangen, damit dieser zur genauen Diagnosestellung untersucht werden kann.

Konkremente, die nicht bewegt werden, verursachen keine Schmerzen. Sind sie kleiner als fünf Millimeter, können sie vom Körper auf natürlichem Weg ausgeschieden werden. Ein solcher Steinabgang ist mit blutigem Urin und Schmerzen verbunden.

Von der Harnschau zum Teststreifen

Schon in der Antike und im Mittelalter war es der Stolz der Ärzte, eine Diagnose allein auf Grund einer genauen Untersuchung des Harns von kranken Menschen zu stellen. Sie liessen sich frischen Urin bringen und «schauten» auf die Farbe, den Geruch, den Geschmack und die Dichte der Probe.

Die Teststreifen, die wir heute im Labor routinemässig anwenden, sind eine moderne Version der Harnschau. Die Untersuchung gibt rasch und bequem Hinweise auf Erkrankungen der Nieren, auf Stoffwechselstörungen wie Diabetes, sowie auf Krankheiten der Leber und des Blutes. Auch die Harnwege können wir auf diese Weise beurteilen: Bei Infektionen zum Beispiel treten vermehrt weisse Blutzellen und Nitrit auf, was auf das Vorkommen von Bakterien hinweist.

Falls sich im schlauchförmigen Harnleiter ein Stein befindet, der an der Wand kratzt und kleine Blutungen verursacht, zeigt der Teststreifen an, dass der Urin vermehrt Erythrozyten enthält. Bei kolikartigen Schmerzen des Patienten ist dann die Diagnose klar: Urolithiasis.

Bei andern Krankheiten ist die Urindiagnostik nicht ganz so einfach. Die Abteilung für Unterrichtsmedien der Universität Bern hat mit «UroSurf» ein interaktives Lern- und Übungsprogramm entwickelt. Damit lässt sich auf zeitgemässe Art die «Harnschau» im Internet oder am Computer erlernen.

http://e-learning.studmed.unibe.ch/UroSurf/

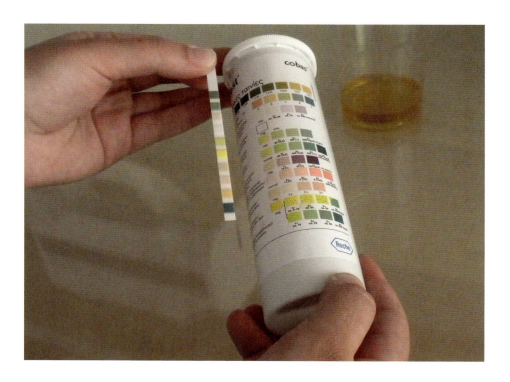

Ohnmacht

Beschwerden und Beobachtungen

Eine Ohnmacht tritt bei bestimmten Situationen auf: Bei langem und bewegungslosen Stehen, bei einer Blutentnahme im Praxislabor, im Zusammenhang mit emotional beunruhigenden Umständen. Der Patient:

- empfindet Angst, Schreck, Schmerz oder starken Ekel
- hat eine blasse, kaltschweissige Haut
- verliert kurzzeitig das Bewusstsein
- hat keinen Muskeltonus, verliert die Kraft in den Beinen und sinkt zu Boden.

Wichtige Entscheidungen

Handelt es sich um einen harmlosen Kollaps? Können wir eine Atemtätigkeit feststellen?

Praktisches Vorgehen

- Beine hochlagern
- den Patienten wiederholt anreden
- kühlendes Tuch auf Stirne legen
- wenn sich der Patient nicht rasch erholt, das ganze Team und die Ärztin alarmieren
- Vermerk auf Krankengeschichte anbringen: «Blutentnahme im Liegen»

Medikamente

keine

Unter dem Fachbegriff «Synkope» versteht man einen kurzzeitigen Bewusstseinsverlust. Bei einer Ohnmacht oder einem Kreislaufkollaps handelt es sich um eine sogenannte «vagovasale Synkope». Das vegetative Nervensystem, namentlich der Vagusnerv, und die Gefässe spielen bei dieser vorübergehenden Fehlregulation eine grosse Rolle.

Eine weitere Synkopenform heisst «orthostatische Synkope». Diese tritt beim schnellen Lagewechsel vom Liegen zum Stehen auf. Die Betroffenen gewöhnen sich daher an, zuerst am Bettrand sitzen zu bleiben und die Beine etwas zu bewegen bevor sie aufstehen.

Eine «kardiale Synkope» wird durch Herzrhythmusstörungen verursacht. Sie tritt bei älteren Menschen ohne besondere, äussere Begleitumstände auf. In einem solchen Fall sind Abklärungen notwendig. Möglicherweise braucht dieser Patient einen Herzschrittmacher.

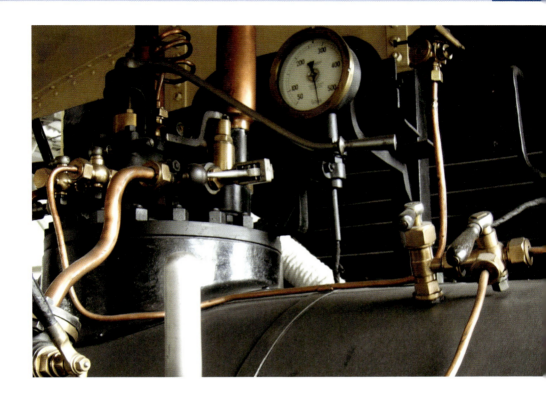

Wenn die Steuerung versagt

Eigentlich sollte ein Mensch 30 Liter Blut haben. Dann könnten alle Arterien, Venen und Kapillaren zu hundert Prozent mit diesem kostbaren Saft gefüllt werden, gleichzeitig und ohne Unterbruch. Aber nun haben wir ja nur sieben Liter. So muss das Blut umsichtig verteilt werden: Nach dem Essen in den Darmbereich, beim Sport vor allem in die Gefässe der Muskeln. Dafür haben die Arterien feine Muskeln, welche den Blutfluss drosseln, abstellen und freigeben können. Ähnlich wie bei einer technischen Einrichtung im Heizungskeller eines Mehrfamilienhauses oder einer Dampfmaschine im Verkehrsmuseum. Gesteuert wird der Blutfluss vom vegetativen Nervensystem. Falls die Steuerung und die Verteilung plötzlich nicht mehr richtig funktionieren – etwa beim langen Stehen oder bei belastenden, intensiven Gefühlen – kann es zu einer vorübergehenden Blutleere im Gehirn kommen. Wir werden bleich, verlieren das Bewusstsein, sacken zusammen. Diagnose: Vagovasale Synkope.

Pneumothorax

Beschwerden und Beobachtungen
- Atemnot
- plötzlich Schmerzen im Brustbereich, einseitig, atemabhängig

Im Thorax-Röntgenbild kann man die Zeichen eines Pneumothorax sehen: Ablösung der Lunge von der Brustwand.

Wichtige Entscheidungen
Beim Verdacht auf Pneumothorax sind eine rasche ärztliche Untersuchung und ein Röntgenbild notwendig.

Praktisches Vorgehen
- Sauerstoff-Gabe vorbereiten
- Verlauf beobachten, engmaschinge Kontrollen vereinbaren, wiederholt röntgen nach Anordnung der Ärztin
- häufig ist eine Spitaleinweisung nötig; dort wird mit einer Bülau-Drainage die Luft aus dem Zwischenraum abgesaugt.

Falls innert kurzer Zeit durch jede Atembewegung mehr Luft in den Spalt gesaugt wird entsteht ein Spannungspneumothorax. Das ist eine akute, lebensgefährliche Notfallsituation. In diesem Fall muss die Brustwand punktiert werden, damit die Luft entweichen kann.

Medikamente
Schmerzmittel wie Ibuprofen (z.B. Irfen®, Dolgit®, Dismenol forte®) oder Tramadol (z.B. Tramal®)

Die Notfallsituation «Patient mit Brustschmerzen» ist häufig. Oft sind es zum Glück «nur» harmlose Probleme im Bereich der Gelenke und Muskeln. Die richtige Einschätzung von Schmerzen im Brustbereich ist nicht einfach – eine richtige Knacknuss für die Medizinischen Praxisassistentin am Telefon oder am Empfang und für den Arzt im Untersuchungszimmer. In Frage kommen:
- Herzinfarkt
- Entzündung von Speiseröhre und Magen
- Riss in der Aorta
- Lungenembolie
- Herzbeutelentzündung
- Brustfellentzündung
- Pneumothorax
- Panikattacke.

Ein Spontanpneumothorax, der ohne äussere Ursache entsteht, ist häufiger beim männlichen Geschlecht und bei Rauchern.

Pneumothorax

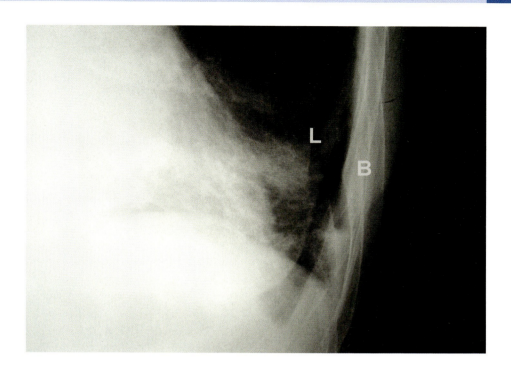

Luft am falschen Platz: Pneumothorax.

Um einen Pneumothorax festzustellen, wird ein Thoraxbild angefertigt. Auf dem Bild oben ist zwischen dem Rand der Lunge (L) und der Brustwand (B) ein dunkler Spalt. Der linke Lungenflügel hat sich von der Brustwand abgelöst und es entsteht ein dunkler, mit Luft gefüllter Zwischenraum. Dieser kann unter Umständen immer grösser werden, so dass die Lunge immer weiter schrumpft.

Die Patientin auf dieser Aufnahme war in der Nacht gegen die Kante einer Kommode gestürzt und hatte sich dabei eine Rippe gebrochen. Die scharfe Bruchstelle der Rippe schlitzte die Lunge auf und verursachte den Pneumothorax. Aufgrund der Ursache, einer Verletzung, handelt es sich hier um einen traumatischen Pneumothorax. Die 88-jährige Rentnerin musste ins Spital gebracht werden. Zwei Tage lang wurde mit einem Schlauch und einer Pumpe die Luft aus dem Zwischenraum abgesaugt. Die Lunge schmiegte sich bald wieder vollständig an den Brustkorb. Alles war am richtigen Ort und die quirlige Seniorin wieder vollständig beschwerdefrei.

Quick-Wert und Blutung

Beschwerden und Beobachtungen

Antikoagulanzien werden zur «Blutverdünnung» eingesetzt. Gefährliche Komplikationen bei dieser Behandlung sind Blutungen:
- Hirnblutung
- Nasenbluten
- Zahnfleischblutung
- Blutungen im Magen-Darm-Kanal mit schwarzem Stuhl (Melaena)
- Blut im Urin
- Blutergüsse in Muskeln und Gelenken

Wichtige Entscheidungen

Ist eine Abklärung und Behandlung im Spital notwendig z.B. bei massivem Blutverlust? Ist eine ambulante Überwachung ausreichend?

Praktisches Vorgehen
- Blutdruck und Puls messen
- notfallmässig INR-Wert bestimmen
- Hämoglobin und Thrombozyten messen
- bei sehr hohen INR-Werten, z.B. über 6, kann der Arzt Vitamin K p.o. oder i.v. als Gegenmittel verabreichen.

Medikamente

Als Gegenmittel (Antidot) wird Vitamin K eingesetzt (z.B. Konakion® MM Amp p.o. oder i.v.). Die volle Wirkung setzt erst innert ein bis zwei Tagen ein.

Antikoagulanzien sind Medikamente, welche die Gerinnung hemmen. Es gibt davon mehrere Variationen. Die Kumarine blockieren in der Leber das Vitamin K, das für die normale Gerinnung notwendig ist. In der Schweiz werden die beiden Kumarine Phenprocoumon (Marcoumar®) und Acenocoumaron (Sintrom®) angewendet.

Die Wirkung auf die Gerinnung wird überwacht, indem man die Thromboplastinzeit misst. Der Messwert wird als sogenannter INR-Wert oder Quick-Wert in Prozenten angegeben.

Das Heparin beeinflusst bestimmte Enzyme, die wichtig sind für den Gerinnungsablauf. Die gute alte Acetylsalicylsäure (Aspirin®) und das moderne Clopidogrel (Plavix®) beeinflussen die Funktion der Blutplättchen. In Zukunft werden neue Medikamente in den Einsatz kommen und die Möglichkeiten der «Blutverdünnung» erweitern. Erwünscht sind eine gute Hemmung der Gerinnung und gleichzeitig eine geringe Gefahr von gefährlichen Blutungen.

Quick-Wert und Blutung

Lesen Sie die Packungsbeilage

Kumarine werden seit über fünfzig Jahren in der Medizin zur Antikoagulation eingesetzt. Schon früher fanden diese Substanzen Verwendung: als Rattengift! Durch wiederholtes Knabbern von vergifteten Körnern hat das Tier am Schluss eine extrem gestörte Gerinnung und stirbt an inneren Blutungen.

Die Patientinnen und Patienten müssen vom Fachpersonal über die Anwendung der «Blutverdünnungsmedikamente» gut aufgeklärt werden. Je nach eingenommenen Nahrungsmitteln, Medikamenten oder Dosierung kann die Gerinnung zu stark oder zu wenig gehemmt sein. Deshalb muss der INR-Wert regelmässig kontrolliert werden. Die Patientin kommt regelmässig zum «Quick» in die Praxis. So können gefährliche Komplikationen bei dieser wertvollen Behandlung verhindert werden.

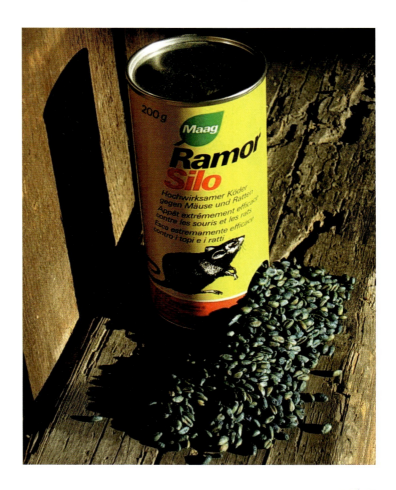

Reanimation bei Kreislaufstillstand

Beschwerden und Beobachtungen

Ein Mensch mit einem Kreislaufstillstand ist bewusstlos, er ist «wie tot». Er zeigt:
- keine Reaktion, wenn wir ihn ansprechen und kneifen
- keine Atmung: es sind keine Atembewegungen sichtbar, kein Lufthauch spürbar bei Mund und Nase.

Wichtige Entscheidungen

Wir müssen rasch eine «künstliche» Blutzirkulation in Gang bringen. Wir unterstützen auf diese Weise die Lebensfunktionen, bis die Ambulanz eintrifft. Dann übernimmt das professionelle Team mit den Rettungssanitätern und dem Notarzt die Betreuung.

Praktisches Vorgehen

Als Erstes Telefon 144 anrufen und Ambulanz anfordern. Dann den Patienten auf eine harte Unterlage legen, am besten auf den Boden. Der Oberkörper muss frei gemacht werden. Dann führen wir die Reanimation durch:
- A Atemwege überprüfen, ev. freilegen
- B Beatmung, ev. mit Ambubeutel und O2
- C Kreislauf: Herzmassage
- D Defibrillation

Abwechslungsweise Herzmassage und Beatmung im Rhythmus 30:2.

Medikamente

keine

Die Mehrzahl der Patienten mit einem Kreislaufstillstand hat ein Kammerflimmern. Das Herz schlägt dabei sehr schnell und unkontrolliert, so dass kein Blut vorwärts fliesst. Mit einem elektrischen Stromstoss, der Defibrillation, kann in einem solchen Fall geholfen werden. Wenn ein entsprechendes Gerät, ein Defibrillator, zur Verfügung steht, wird die Reanimation kurz unterbrochen und eine Defibrillation durchgeführt. Viele moderne Defibrillatoren zeichnen automatisch ein EKG auf und analysieren die Herztätigkeit: Herzstillstand oder Kammerflimmern? Ist das Letztere der Fall, stellt das Gerät auf Defibrillation um. Über einen eingebauten Lautsprecher gibt der Apparat Anweisungen an die Helfer. Dann kommt der Stromstoss über die Metallteile, die dem Patienten auf die Brust gehalten werden. Nach einer erfolgreichen Defibrillation schlägt das Herz wieder im normalen Rhythmus, und das Blut zirkuliert im Kreislauf.

Reanimation bei Kreislaufstillstand

Das ABC der Reanimation

Reanimieren ist einfach und kann erlernt werden. Wenn ein AED (automatischer externer Defibrillator) vorhanden ist, kann man im Ernstfall auch defibrillieren. Ne-ben vielen andern Kursanbietern gibt die Schweizerische Lebensrettungs-Gesellschaft die Möglichkeit, die wichtigsten Handgriffe zu lernen und zu üben, von der Beatmung über die Herzmassage bis zur Defibrillation.

http://www.slrg.ch

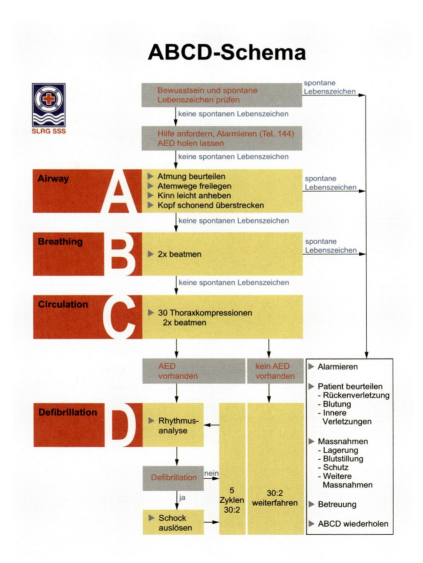

Suizidgefahr

Beschwerden und Beobachtungen
Der suizidale Patient:
- ist in einer Krise, häufig wegen Problemen in der Schule oder am Arbeitsplatz, wegen einer Trennung, dem Tod eines Angehörigen oder sonst einer belastenden Situation
- will einen Arzttermin, klagt dabei über Erschöpfung, Schlafstörungen, Nervösität oder Kopfschmerzen
- hat Suizidgedanken in Form von Fantasievorstellungen oder bereits von konkreten Plänen
- wird von den immer gleichen Gedanken gequält und sieht keinerlei Ausweg.

Risikofaktoren für Suizid sind Depression, Alkoholismus, Vereinsamung, schwere Krankheit, frühere Suizidversuche und Arbeitslosigkeit.

Wichtige Entscheidungen
Können der Arzt, sein Praxisteam und das persönliche Umfeld des Betroffenen den Patienten in der Krise ausreichend betreuen?

Muss der Arzt den Patienten in eine Klinik einweisen, um ihn vor Kurzschlusshandlungen zu schützen – unter Umständen gegen seinen Willen?

Praktisches Vorgehen
- aktiv zuhören und Interesse zeigen
- konkrete Abmachungen treffen: Termin für Extrakonsultation, telefonischer Rückruf, nächste Konsultation einplanen
- in Kontakt bleiben

Medikamente
- Bei depressiven Symptomen Antidepressiva wie z.B. Citalopram (z.B. Seropram®, Citalopram-ratiopharm®).
- Bei starker Anspannung und Schlafstörungen Beruhigungsmittel wie Lorazepam (z.B. Temesta®, Tavor®) oder Oxazepam (Anxiolit®, Praxiten®).

Den Patienten fragen, ob er an Suizid denkt, schadet nicht – im Gegenteil: es entlastet die Betroffenen, wenn sie über ihre quälenden Gedanken sprechen können. Hingegen helfen Ratschläge in dieser Situation wenig. Wichtig sind häufige, unter Umständen nur kurze Kontakte und ein geduldiges, verständnisvolles Zuhören.

Suizidgefahr

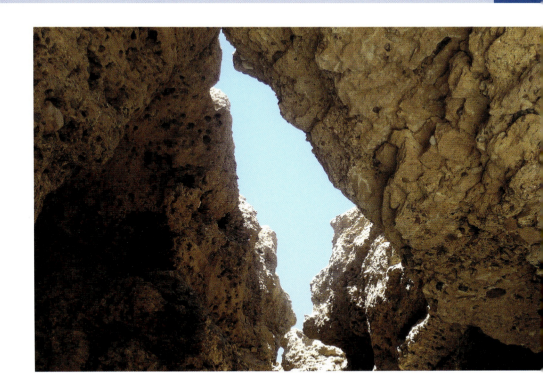

Vom Gefühl der Auswegslosigkeit zum Suizidversuch

Jedes Jahr machen in der Schweiz zwischen 15 000 und 25 000 Menschen einen Suizidversuch, um die 1300 Menschen sterben dabei. Bei den Männern zwischen 25 und 34 Jahren ist Suizid die häufigste Todesursache, sie kommt also in der Rangordnung vor den Unfällen, Krebserkrankungen und vor Aids.

Menschen mit Selbstmordplänen befinden sich in einer Krise, und sehen die Wirklichkeit nur noch eingeengt. Wenn sie die Krise überwunden haben und es ihnen wieder besser geht, denken sie nicht mehr an Selbstmord und distanzieren sich von diesen Ideen.

Eine Möglichkeit für die Betroffenen ist die Kontaktnahme mit einem der Kriseninterventionszentren in Basel, Bern, Winterthur oder Zürich. Hier darf man rund um die Uhr anrufen und wenn nötig ein paar Tage verbringen, betreut von spezialisierten Pflegefachleuten und Ärzten. Eine andere Möglichkeit ist Telefon 143 – «Die dargebotene Hand» – mit Telefonberatung, sowie E-Mail-Kontakt und Chat-Angebot im Internet.

http://www.143.ch

Schock

Beschwerden und Beobachtungen

Zu einem hypovolämischen Schock kommt es bei einem grossen Blutverlust oder bei einem massiven Flüssigkeitsmangel. Schock heisst:
- beschleunigter, schwach fühlbarer Puls
- Tachykardie: Puls > 100/min.
- Blutdruckabfall: unter 80 mmHg systolisch
- blasse, kühle Haut
- Schweissperlen auf der Stirne
- Bewusstseinsstörungen: von leichter Benommenheit bis zum Koma.

Der Blutverlust bei einer äusseren Verletzung ist sichtbar. Die blutende Wunde muss komprimiert werden. Bei einer inneren Verletzung wird z. B. mit Ultraschall die Blutungsquelle gesucht. Mit einem Schock muss gerechnet werden bei einem Verlust an Blut von mehr als 1.5 Liter oder einem massiven Flüssigkeitsverlust bei einer ausgedehnten Verbrennung.

Wichtige Entscheidungen

Der Patient muss ins Spital eingewiesen werden. Bis zum Eintreffen der Ambulanz führen wir die Notfallmassnahmen durch: Unterstützung des Kreislaufes.

Praktisches Vorgehen

- Blutdruck und Puls messen
- Schocklagerung: die schockierte Person liegt auf dem Boden, die Beine werden hochgehalten resp. hochgelagert
- venösen Zugang (Venflon) legen, Infusion anhängen

Medikamente

Physiologische Kochsalzlösung für die Infusion (z. B. NaCl 0,9 % Fresenius®).

Im Alltag beschreiben wir mit dem Wort «Schock» oft eine psychische Reaktion auf ein Ereignis: «Einige Flugzeugpassagiere standen nach der Notlandung unter Schock.». In der Medizin spricht man hingegen von einem Schock bei einem Kreislaufversagen. Es gibt aufgrund der jeweiligen Ursache verschiedene Arten von Schock:
- kardiogener Schock bei einem Herzstillstand
- anaphylaktischer Schock bei einer Gefässerweiterung bei Allergie
- septischer Schock bei einer Blutvergiftung
- hypovolämischer Schock bei massivem Blut- oder Flüssigkeitsverlust

Kochsalz und Mineralwasser

In jeder Arztpraxis lagern ein paar Beutel oder Flaschen mit Infusionslösungen. Immer wieder benützt man diese als Grundlage, um damit Medikamente aufzulösen und anschliessend intravenös zu verabreichen. Im Notfall ist die Infusion eine wichtige Massnahme, um eine Patientin bei einem Blutverlust mit «Volumen» zu versorgen. Infusionsflüssigkeiten gibt es in in ähnlich grosser Auswahl wie Mineralwasser im Supermarkt. Wir finden das Angebot unter «Infusionslösungen» und «Infundibula», aufgelistet in der Roten Liste, dem Arzneimittelverzeichnis für Deutschland, und im Arzneimittel-Kompendium der Schweiz.

Reines Wasser, auch steriles, eignet sich nicht für eine Infusion: Unsere Zellen sind sehr anspruchsvoll und reagieren sensibel, wenn die Flüssigkeit um sie herum von der Zusammensetzung her nicht stimmt – ähnlich wie exotische Fische aus fernen Meeren in einem Aquarium. Häufig wird die «physiologische Kochsalzlösung» verwendet. Diese enthält zwar nur Natrium und Chlor und nicht wie das Blut auch noch Kalzium, Kalium oder Zucker. Aber die Gesamtkonzentration der Teilchen stimmt mit dem Blut überein, die Lösung ist «isotonisch». Und sie enthält die Salze, die im Blut mengenmässig vorherrschen.

Ebenso wenig wie reines Wasser eignet sich ein Überschuss an bestimmten Salzen. Ein Überschuss an Kalium könnte die Zellen des Herzmuskels reizen und lebensgefährliche Herzrhythmusstörungen provozieren. Die Auswahl des Mineralwassers ist Geschmacksache – bei der Infusion hingegen geht es um Leben und Tod.

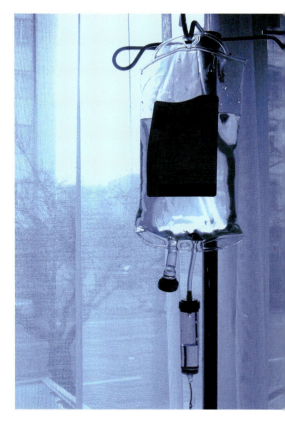

Stichverletzung

Beschwerden und Beobachtungen

Im Praxisalltag sind Stichverletzungen durch blutverschmierte Nadeln oder Skalpelle gefürchtet. Dabei besteht das Risiko für eine Infektion mit folgenden Viren:
- HBV (Hepatitis B)
- HCV (Hepatitis C)
- HIV (HIV-Infektion, Aids).

Wichtige Entscheidungen

Eine Stichverletzung mit infektiösem Material ist ein Unfall. Wir müssen «Erste Hilfe» leisten, Folgeunfälle vermeiden und ein Protokoll erstellen: was, wo, wie und wann. Der Unfall muss der Betriebsinhaberin und der Personalärztin gemeldet werden.

Praktisches Vorgehen

- Wunde mit Wasser und Seife reinigen und desinfizieren, z.B. mit Alkohol 70 %
- Informationen einholen zum «Indexpatienten», d.h. zur Person, von der das Blut stammt: Wie steht es bei dieser Person punkto HIV und Hepatitis?
- unverzügliche Meldung an Vorgesetzte und Personalärztin erstatten, sowie an die Unfallversicherung der Praxis
- sofort Blut bei der verletzten Person entnehmen: Bestimmung des Immunstatus für HBV, HCV und HIV zum Zeitpunkt des Unfalls

Medikamente

- Hepatitis B: Medizinalpersonen sind geimpft und daher geschützt.
- Hepatitis C: Bei Nachweis einer Hepatitis Therapie mit Interferon (z.B. Roferon®).
- HIV: Bei grossem Infektionsrisiko sofort Beginn mit Anti-HIV-Medikamenten (PEP).

Bei der Arbeit im Gesundheitswesen ist ein Kontakt mit infektiösem Material nicht selten. Am häufigsten sind Stichverletzungen. Eine Pflegeperson, die vollzeitlich im Spital arbeitet, hat ein Risiko pro Jahr für eine Nadelstichverletzung von 0.3 %. Nach einer Verletzung und Kontakt mit dem Blut einer infizierten Person beträgt das Übertragungsrisiko für HBV 20–60 %, für HCV etwa 0.5 % und für HIV etwa 0.2–0.5 %. Dabei spielen unter anderem der Unfallhergang und das Ausmass der Infektion bei der Indexperson eine Rolle.

Stichverletzung ST

PEP bei HIV-Verdacht

PEP ist eine Art Sofortbehandlung bei einer sicher diagnostizierten oder vermuteten Ansteckung mit HIV. Das Kürzel steht für «Post-Expositions-Prophylaxe». Diese Massnahme kann bei der betroffenen Person das Risiko einer HIV-Infektion erheblich vermindern. Die starken Medikamente «töten» die eingedrungenen Viren ab, genauer: Sie verhindern die Vermehrung und Einnistung der Krankheitserreger. Der Beginn der Medikamenteneinnahme ist möglichst früh anzusetzen, innert ein bis zwei Stunden nach dem Zwischenfall. Es müssen täglich sechs oder mehr Tabletten geschluckt werden, und das während mehreren Wochen. Drei Monate nach dem Unfall kommt ein HIV-Test und – bei negativem Resultat – das grosse Aufatmen.

Der Entscheid für eine solche PEP ist nicht einfach. Die Medikamente können Nebenwirkungen haben, und das Risiko für eine Infektion ist oft schwierig einzuschätzen. Im Internet geben die Experten Auskunft über die HIV-Infektion und die modernen Therapiemöglichkeiten. Auf der entsprechenden Homepage werden detaillierte Empfehlungen abgegeben. Die verunfallte Praxisassistentin ist jedoch sicher dankbar für eine Beratung durch eine Ärztin, die sich in dieser Sache auskennt. So kann im Gespräch gemeinsam das Ansteckungsrisiko eingeschätzt und ein vernünftiger Entscheid punkto Notfallbehandlung gefällt werden.
http://www.hiv.ch

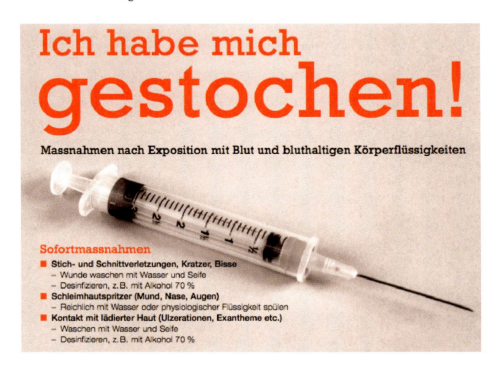

Ich habe mich gestochen!

Massnahmen nach Exposition mit Blut und bluthaltigen Körperflüssigkeiten

Sofortmassnahmen
- Stich- und Schnittverletzungen, Kratzer, Bisse
  - Wunde waschen mit Wasser und Seife
  - Desinfizieren, z.B. mit Alkohol 70 %
- Schleimhautspritzer (Mund, Nase, Augen)
  - Reichlich mit Wasser oder physiologischer Flüssigkeit spülen
- Kontakt mit lädierter Haut (Ulzerationen, Exantheme etc.)
  - Waschen mit Wasser und Seife
  - Desinfizieren, z.B. mit Alkohol 70 %

Thrombose

Beschwerden und Beobachtungen

Bei folgenden Informationen aus der Vorgeschichte, Symptomen und Befunden müssen wir an eine tiefe Venenthrombose denken:

- Lähmung des Beines oder Ruhigstellung z. B. mit einer Gipsschiene
- Bettruhe während mehr als drei Tagen oder eine Operation in den vergangenen vier Wochen
- bekannter Krebserkrankung
- Schmerzen in der Nähe der tiefen Venen
- Umfangsdifferenz der Waden von über 3 cm im Vergleich zur Gegenseite
- Schwellung und Ödem
- Erweiterung der oberflächlichen Venen.

Das Risiko ist ebenfalls erhöht bei Thrombosen in der Familie und bei Frauen, welche die Pille nehmen.

Wichtige Entscheidungen

Bei Verdacht auf eine Tiefe Venenthrombose ist eine rasche ärztliche Beurteilung nötig.

Praktisches Vorgehen

- Notfallkonsultation veranlassen
- bei einem dringenden Verdacht wird der Arzt mit Heparin beginnen: eine Injektion pro Tag, subkutan, in angepasster Dosierung
- zusätzlich Überweisung an einen Angiologen für eine Ultraschalluntersuchung der Venen
- im Zweifelsfall: Bestimmung der D-Dimere

Medikamente

Niedermolekulare Heparine (z. B. Clexane®, Fragmin®) zur Gerinnungshemmung.

Ist der Verdacht gering und der Wert der D-Dimere im Blut tief, kann man eine Thrombose ausschliessen. Ansonsten wird der Arzt unverzüglich eine Antikoagulation mit Heparin anordnen. Bei der tiefen Beinvenenthrombose (TVT) können Komplikationen auftreten. Ein losgelöster Thrombus kann eine gefährliche Lungenembolie verursachen. Bei einer schlechten Abheilung im Bein ist die Blutzirkulation gestört, und es entsteht ein postthrombotisches Syndrom.

Postthrombotisches Syndrom

Die Silbe «Post-» hat hier nichts mit Briefen und Paketen zu tun: Das lateinische Wort bedeutet «nach» und kommt in dieser Bedeutung in vielen Begriffen vor. Das postthrombotische Syndrom tritt nach einer tiefen Beinvenenthrombose auf. Etwa 15–40% der von einer verstopften Vene Betroffenen müssen mit diesem Beschwerdebild rechnen. Es ist nicht lebensgefährlich, aber sehr belastend. Die Patientin oder der Patient hat jahrelang immer wieder Probleme mit den Beinen. Die Zirkulation des Blutes in den Venen ist wegen den Schäden an den Venenklappen und den Gefässen gestört.

Frau K., 84-jährig, lebt allein und selbstständig in ihrer Wohnung, inmitten einer Unmenge von Büchern und Zeitschriften. Sie wird von einer Nachbarin, den Pflegefachfrauen der Spitex und ihrem Hausarzt betreut. Ihr Unterschenkel ist geschwollen und die Haut gleicht einem Ekzem. Sie braucht über Monate mehrmals pro Woche sorgfältige Wundpflege, Behandlung der Haut und einen Kompressionsverband.

Oberhalb des Fussrückens hatte die Patientin lange Zeit ein «Ulcus cruris». Auch dieser Begriff ist lateinisch und bedeutet «Geschwür des Unterschenkels». Bilder zu dieser Diagnose sind im Internet im dermatologischen Atlas «dermis» zu finden. Echte Befunde sehen wir in der Praxis bei der Betreuung unserer Patienten.

http://www.dermis.net

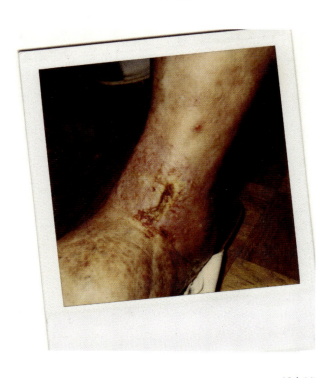

Übermässige Angst, Panik

Beschwerden und Beobachtungen
Von einer Panikattacke Betroffene:
- wirken verängstigt
- ringen nach Luft und hyperventilieren
- klagen über Schwindel
- haben Missempfindungen im Gesicht, in den Händen, in den Füssen
- befürchten, dass sie in den nächsten Minuten das Bewusstsein verlieren und zu Boden stürzen.

Wichtige Entscheidungen
Welche Untersuchungen sind notfallmässig notwendig? Wie kann das ganze Team in der Praxis zur Entspannung beitragen?

Praktisches Vorgehen
- die Patientin ihre Beschwerden schildern lassen
- wiederholt Blutdruck und Puls messen
- für die unangenehmen Empfindungen Verständnis zeigen und gleichzeitig beruhigen
- einfache Atemübungen ausführen: einatmen, ausatmen, Atem anhalten ...
- einfache Konzentrationsübungen ausführen: Auflage der Füsse auf dem Boden bewusst wahrnehmen ...
- bei Bedarf Notfallmedikament verabreichen gemäss Verordnung

Medikamente
Als Notfallmedikament Benzodiazepine (z. B. Temesta® Tabl Expidet 1.0 mg, Tavor®), als Langzeitbehandlung Antidepressiva (z. B. Cipralex®).

Angst ist eine natürliche und lebensnotwendige Reaktion, wenn eine Gefahr auftritt. Bei der Angststörung leiden die Betroffenen unter einer übertriebenen Ängstlichkeit und dauernder Sorge im Bezug auf ihre Gesundheit, ihre Angehörigen oder Geldangelegenheiten. Bei einer Panik kommt es zu einer plötzlichen und starken Angst – ohne äusseren Anlass. Diese Attacke wird von verschiedenen körperlichen Empfindungen wie Herzklopfen, Schwindel und Kribbeln in den Händen begleitet.

Die Ärztin kann aufgrund der geschilderten Symptome die Störung erkennen und die Betroffenen behandeln. Zur Sicherheit werden ein paar wenige Untersuchungen wie z. B. Labortest zur Schilddrüsenfunktion oder ein Langzeit-EKG veranlasst. Damit können seltene Krankheiten mit ähnlichem Symptome ausgeschlossen werden.

Angst und Panik

Wenn wir von einer Gefahr bedroht werden, ist Angst eine gesunde Reaktion. Wenn aber Angstgefühle ohne äusseren Anlass einen Menschen dauernd bedrängen, liegt eine Angststörung vor. Wenn ein Mensch plötzlich grundlos von bedrohlichen Gefühlen und körperlichen Empfindungen wie Herzklopfen, Zittern oder Schwindel überfallen wird, handelt es sich um eine Panikattacke.

Oft hilft es den Betroffenen, wenn sie über diese Krankheit mehr erfahren und merken, dass es wirkungsvolle Behandlungsmethoden gibt. Aufklärung im Gespräch mit dem Hausarzt ist hier der erste Schritt zur Besserung. Im Buchhandel finden Betroffene praktische Ratgeber und weiterführende Informationen zur Panikstörung. Der Zürcher Psychiater Pierre Dinner hat in einem Buch über Depression in leicht verständlicher Form das aktuelle Wissen für Betroffene und Fachpersonen zusammengefasst. Neben den verschiedenen Formen der Depression werden darin auch die Angst- und Panikstörungen, die verschiedenen Therapieformen und Medikamente beschrieben.

Dinner, P.: Depression – 100 Fragen 100 Antworten, Hintergründe – Erscheinung – Therapie, Huber, Bern 2005

Silove, D./Manicavasaqar, V.: Wenn die Panik kommt. Huber, Bern 2006

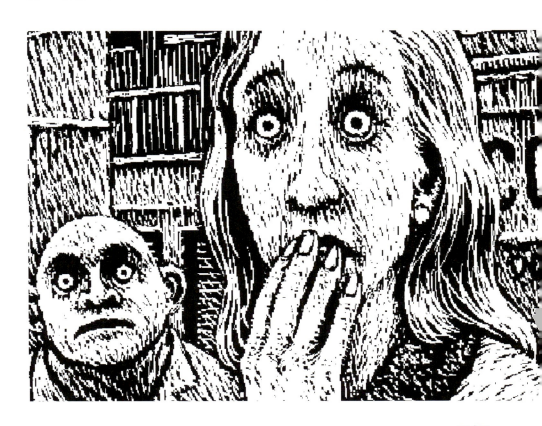

Verbrennung

Beschwerden und Beobachtungen
Verbrennungen entstehen durch Einwirkung von extremer Wärmeenergie:
- durch Kontakt mit heissem Wasser, Öl oder anderen Flüssigkeiten
- seltener bei Elektrounfällen, z. B. mit Starkstrom, bei Blitzschlag
- durch chemische Substanzen
- durch Strahlen.

Wichtige Entscheidungen
Sofort Kühlung mit fliessendem Wasser während 20 Minuten!

Praktisches Vorgehen
- Kühlung mit Leitungswasser, oder im Brunnen, in der Dusche, in einem Bach
- Schmerzmittel nach Anordnung der Ärztin verabreichen
- die Haut mit Kochsalzlösung oder milden Desinfektionsmittel (z. B. Betadine®, Braunol® 1%) reinigen
- einen Verband aus Salbengaze oder mit Creme anlegen (z. B. Flammazine®)
- Impfschutz für Starrkrampf überprüfen und bei Bedarf Auffrischungsimpfung machen

Spitalbehandlung bei Erwachsenen ist angezeigt bei einem Ausmass der Verbrennung von über 15 % der Körperoberfläche und bei Lokalisation im Gesicht, am Hals, bei den Gelenken und im Bereich der Geschlechtsorgane.

Medikamente
- Salbenverbände und Cremen enthalten Silbersulfadiazin, das wirksam ist gegen Infektionen (z. B. Flammazine®).
- Faserverbände können Flüssigkeit und Verunreinigungen absorbieren (z. B. Aquacel Hydrofiber®).

Die Schweregrade einer Hautverbrennung beziehen sich auf die Tiefe der Schädigung: Bei der Verbrennung ersten Grades ist die Haut stark gerötet, z. B. bei einem Sonnenbrand. Bei der Verbrennung mit dem Grad 2a kommt es zur Blasenbildung und starken Schmerzen. Es braucht zwei Wochen, bis alles abgeheilt ist. Bei der Verbrennung mit Grad 2b oder dritten Grades müssen die Verletzungen auf der chirurgischen Station des Spitals behandelt werden. Die Heilung braucht Zeit, und es bilden sich Narben.

Verbrennung

Erste Hilfe bei einer Verbrennung

Von Verbrennungen können alle etwas erzählen. Irgendwann verbrennen wir uns an einer heissen Pfanne oder einem Kuchenblech die Finger. Schon Kleinkinder machen auf ihren Entdeckungsreisen unangenehme Erfahrungen und lernen rasch das Wörtchen «heiss». Zum Glück handelt es sich meistens um Bagatellunfälle. Es genügt eine Behandlung am Wasserhahn, die Salbe aus der Hausapotheke oder eine Konsultation beim Hausarzt. Aber nicht immer: Jedes Jahr brauchen in der Schweiz an die Tausend Personen eine Spitalbehandlung wegen einer Verbrennung.

Kochendes Wasser ist um die 100 °C heiss, Speiseöl kann sich doppelt so stark erhitzen. Bei einer Verbrennung wird die Oberfläche des Körpers stark erwärmt. Die zerstörerische Energie breitet sich langsam und kontinuierlich nach innen aus. Wenn die Zellen des Körpers 44 °C bis 51 °C warm werden, ist dies bereits schädlich, und bei 60 °C gehen sie sofort zugrunde.

Eine Verbrennung ist eine typische Notfallsituation: mit einer schnellen und richtigen Hilfsmassnahme können wir Folgeschäden verhindern. Und wie bei jeder Notfallsituation sind die ersten Hilfleistungen unkompliziert. Die beste Behandlung in diesem Fall: Die verbrannte Stelle während zwanzig Minuten kühlen – ganz einfach mit fliessendem Wasser.

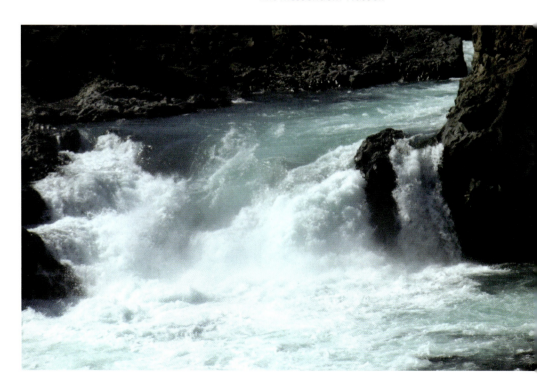

Wunde

Beschwerden und Beobachtungen

Bei einem Unfall sind genaue Informationen zum Hergang und zur Wunde hilfreich für die Planung der Behandlung. Wichtig sind:
- der Zeitpunkt des Unfalls
- das Ausmass der Verschmutzung
- der Ort: z.B. Küche? Garten? Metzgerei?
- die Art der Wunde: stark blutend? oberflächlich? tief?
- Angaben zur Person mit allfälligen Allergien und vorbestehenden Krankheiten.

Wichtige Entscheidungen

Kann die Wunde in der Praxis versorgt und ev. genäht werden? Ist eine Spitalbehandlung angebracht, z.B. bei einem Kleinkind oder bei Verdacht auf Sehnen- und Nervenverletzungen? Ist die Wunde weniger als sechs Stunden alt, so dass noch genäht werden kann?

Praktisches Vorgehen
- Wunde mit Leitungswasser oder NaCl 0.9 % spülen
- Umgebung der Wunde desinfizieren
- Lokalanästhesie und Wundversorgung vorbereiten, inkl. Nahtmaterial, alles Nötige auf «Tischchen» bereit legen
- Impfung gegen Starrkrampf (Tetanus) überprüfen: falls die letzte Impfung mehr als fünf Jahre zurückliegt, Auffrischungsimpfung
- Nachkontrolle und Termin für Fadenentfernung organisieren

Medikamente
- Jodhaltige Lösung für die Desinfektion der Umgebung der Wunde (Betadine®, Braunol®).
- Lokalanästhetikum (z.B. Lidocaine 2 %).
- Tetanus-Impfstoff für aktive Impfung.

Das Bakterium Clostridium tetani verursacht den lebensgefährlichen Wundstarrkrampf. Es gelangt bei einer Verletzung in den Körper, vermehrt sich und gibt ein Toxin ab. Dieses Gift führt zuerst zur Verkrampfung der Muskeln im Gesicht, dann zunehmend auch in den Armen und Beinen. Schliesslich funktioniert auch die Atemmuskulatur nicht mehr. Auf der Welt sterben jährlich schätzungsweise eine halbe Million Menschen am Wundstarrkrampf. In den Ländern Westeuropas kommt es nur zu einzelnen Krankheitsfällen.

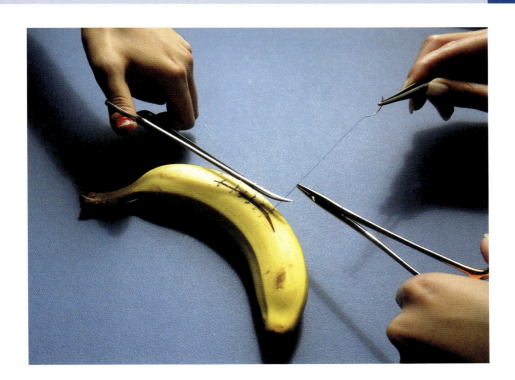

Eine Wunde nähen

In der Berufsschule lernt die Medizinische Praxisassistentin von Grund auf, bei der Versorgung einer frischen Verletzung zu assistieren. Zuerst kommt die Instrumentenkunde: von der Schere bis zur Pinzette müssen die genauen Namen und die jeweiligen Einsatzmöglichkeiten auswendig gelernt werden. Das Nahtmaterial gibt es in verschiedenen Stärken. Dabei stehen die grossen Zahlen (5–0 oder 6–0) für die feinen Fäden, die man gerne für eine Naht im Gesicht anwendet.

Bei der Abbildung oben sehen wir von links nach rechts eine Präparierschere, einen Faden (Daflon 4–0), einen Nadelhalter und eine anatomische Pinzette. Die Banane hat ein Schnittwunde, die Quetschung des Gewebes wie bei einer «RQW» fehlt hier. Medizinstudenten üben die Nahttechnik manchmal zu Hause am Küchentisch, an einem Pouletschenkel, einer Orange oder einer Banane. Das Institut IML der Universität Bern stellt allen Lernenden im Internet ein Lernprogramm zur Verfügung. Dieses enthält genaue Instruktionen rund um die Wundversorgung, und «echte» Bilder aus dem klinischen Alltag einer Notfallstation.

http://e-learning.studmed.unibe.ch/wundversorgung

XX (Frauen)
Die Pille danach

Beschwerden und Beobachtungen
Die Patientin hat Angst vor einer unerwünschten Schwangerschaft:
- weil keine Verhütung gemacht wurde
- weil das Kondom gerissen ist
- weil eine unsicher Verhütungsmethode wie z. B. Koitus interruptus angewendet wurde
- oder aus anderen Gründen.

Wichtige Entscheidungen
- Ist der Einsatz der «Pille danach» vom zeitlichen Abstand her sinnvoll?
- Spricht etwas gegen die «Pille danach» wie z. B. eine mögliche Schwangerschaft?
- Wie kann die Pille ohne Zeitverzögerung angewendet werden: Bezug in einer Apotheke – rezeptfrei! – oder bei einer Notfallkonsultation in Praxis?

Praktisches Vorgehen
- möglichst rasch «Pille danach» einnehmen: Eine Tablette mit Levonorgestrel (NorLevoUno®, unofem® 1,5 mg) als Einmaldosis innert 72 Stunden nach dem Geschlechtsverkehr
- Aufklärung und Hilfsangebot durch eine Fachfrau oder einen Fachmann anbieten im Hinblick auf: Verhütung von Geschlechtskrankheiten, HIV-Prävention, Krebsvorsorge, angepasste Verhütungsmethoden

Medikamente
Levonorgestrel (NorLevoUno®®, unofem®) ist ein synthetisches Hormon und findet sich in einer niedrigen Dosis auch in einigen Anti-Baby-Pillen. Es hemmt den Eisprung und verhindert die Einnistung eines befruchteten Eies in der Gebärmutter.

Innerhalb des ersten Tages liegt die Wirksamkeit der «Pille danach» bei 95 %, am dritten Tag kann nur noch mit 58 % gerechnet werden. Als Nebenwirkungen treten Schwindel, Kopfschmerzen, Übelkeit und Erbrechen auf. Falls es innert drei Stunden schon zum Erbrechen kommt, muss nochmals eine Pille eingenommen werden.

XX (Frauen)

Safer Sex

In der Liebe und beim Sex lässt sich nicht immer alles berechnen und planen. Zufälle und Spontaneität spielen eine grosse Rolle – zum Glück! Doch hie und da hat mann oder frau Pech und ein Erlebnis hinterlässt einen bitteren Nachgeschmack. Die Patienten und Patientinnen sind in diesen Situationen häufig dankbar für ein offenes Ohr. Sie suchen das Gespräch mit ihrer Ärztin oder ihrem Arzt. Die Angst vor einer unerwünschten Schwangerschaft oder AIDS kann die Ratsuchenden sehr beschäftigen, ja richtig gehend besetzen; ebenso die Enttäuschung über eine misslungene Partnerschaft und alle unerfüllten Erwartungen. Hier helfen geduldiges Zuhören und gezielte Informationen. Aufklärung über die Vor- und Nachteile der verschiedenen Methoden zur Empfängnisverhütung, sowie Hinweise zu den verschiedenen Hepatitisformen und den Geschlechtskrankheiten mit Gonokokken und Chlamydien.

Ein grosses Thema ist HIV. Hier gibt der Bluttest erst nach drei Monaten Klarheit über eine Ansteckung, weil der Körper vorher möglicherweise gar noch nicht reagiert hat und die Antikörper im Blut noch nicht sicher feststellbar sind. Der Schnelltest für HIV zeigt das Resultat zwar innert einer halben Stunde an, aber die drei Monate Wartezeit sind auch da nötig: Erst nach dieser Phase hat sich das Immunsystem auf das Virus eingestellt und mit der Antikörperproduktion begonnen. Das Gespräch über all diese Dinge braucht viel Zeit in der Sprechstunde, und die Abklärungen erfordern von den Betroffenen eine grosse Portion Geduld. Bei der Pille danach hingegen muss es rasch gehen, umso schneller, umso besser.

http://www.stopaids.ch
http://www.gib-aids-keine-chance.de

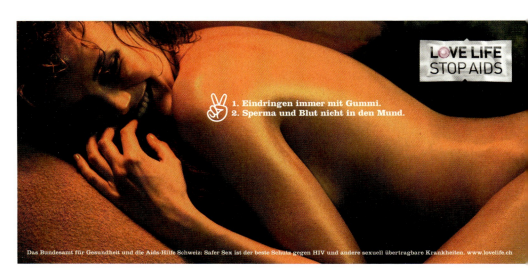
Das Bundesamt für Gesundheit und die Aids-Hilfe Schweiz: Safer Sex ist der beste Schutz gegen HIV und andere sexuell übertragbare Krankheiten. www.lovelife.ch

XY (Männer)
Harnverhaltung

Beschwerden und Beobachtungen

Der Patient mit akuter Harnverhaltung:
- kann nicht Wasser lösen
- klagt über Schmerzen im Unterbauch
- verliert tröpfchenweise immer wieder Urin («Überlaufblase»)
- hat eine vergrösserte Blase.

Wichtige Entscheidungen

Die Blasenentleerung muss rasch ermöglicht werden. Ist für die notfallmässige Behandlung ein Hausbesuch notwendig? Kann der Patient in die Praxis kommen? Unter Umständen wird sich der Arzt für eine Einweisung ins Spital entscheiden.

Praktisches Vorgehen

Einlage eines Schlauches in die Harnröhre (Katheterismus) vorbereiten:
- Katheterset mit Einmalkatheter und Urinsack
- Gleitmittel
- verschiedene Kathetergrössen (Nummerierung: 14–18 Charr)
- Behälter für Urinprobe für eine allfällige Laboruntersuchung.

Medikamente

Gleitmittel (Instillagel®): Gel in einer Einmalspritze, enthält ein Anästhetikum (Lidocain) und ein Desinfektionsmittel (Chlorhexidin). Dieses Gel wird vorne beim Penis in die Harnröhre gepresst und auf den Katheter aufgetragen.

Häufige Ursache einer Harnverhaltung beim älteren Mann ist die Prostatavergrösserung, die sogenannte benigne Prostatahyperplasie (BPH). Dadurch kann es zum Rückstau von 700 ml oder mehr Harn in der Blase kommen. Seltenere Ursachen sind:
- Entzündungen (z.B. Blasenentzündung oder Prostatitis)
- Stein bei Blasenausgang (z.B. Nierenstein, der stecken bleibt)
- Neurologische Störung (z.B. Multiple Sklerose)
- Nebenwirkung von Medikamenten (z.B. durch die sogenannten Anticholinergika, die bei einer überaktiven Harnblasenmuskulatur mit häufigem Harndrang eingesetzt werden).

Die Prostata

Von der Prostata hört und liest man viel, weil sie im Alter häufig zu Problemen führen kann. Trotzdem haben wohl viele Leute keine klare Vorstellung von dieser Drüse. Schliesslich kommt sie nur bei den Männern vor. Und man kann sie nicht sehen, denn sie sitzt tief im Körper, unterhalb der Harnblase. Die Prostata gleicht in Form und Grösse einer Kastanie. Sie gibt ein Sekret ab. Bei einem Samenerguss kommt etwa ein Viertel der Flüssigkeit aus der Prostata. Der Arzt kann das Organ betasten. Er dringt mit dem Finger in den Enddarm hinein, um es so von hinten zu berühren.

Noch mehr Information erhält man bei der Ultraschalluntersuchung. Sie zeigt die Harnblase voll Urin von vorne und von der Seite als einen schwarzen Ballon. Unten liegt als grauer Knoten die Prostata. Die Harnröhre, die den Urin von der Blase nach aussen führt, geht mitten durch diese Drüse.

Wenn also die Prostata bei älteren Männern immer grösser wird und immer weiter wuchert, wird die Harnröhre an dieser Stelle eingeengt. Beim Wasser lösen klappt es nicht mehr wie früher. Es braucht eine Weile bis der Urin kommt und der Strahl ist abgeschwächt. Bei einer Ultraschalluntersuchung wird festgestellt, ob der Patient die Blase vollständig entleeren kann. Ist dies nicht der Fall, bleibt «Restharn» in der Blase. Der Urologe empfiehlt dann eine Operation. Damit kann der Patient wieder bequemer Wasser lösen und es wird verhindert, dass es zu einem Notfall kommt: zu einer akuten Harnverhaltung.

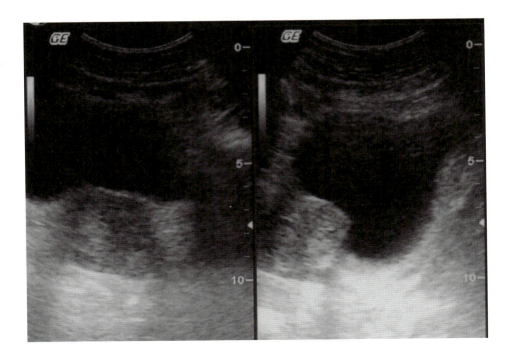

Zeckenbiss

Beschwerden und Beobachtungen

Bei einer Infektion mit Bakterien (Borrelien): Hautrötung, 5 cm Durchmesser und mehr, breitet sich aus, wird ringförmig und «wandert» (Wanderröte, Erythema chronicum migrans).

Bei einer Virusinfektion (FSME-Virus): gar keine Symptome, Beschwerden wie bei einer Grippe oder in seltenen Fällen eine Hirnhautentzündung.

Wichtige Entscheidungen

- Kann der Patient die Zecke selber entfernen und den Verlauf beobachten?
- Besteht ein erhöhtes Risiko für eine FSME-Infektion? Hat sich der Patient in einem Gebiet aufgehalten, wo Zecken mit dem FSME-Virus nachgewiesen sind?
- Hat der Patient eine Unfallversicherung, die informiert werden muss? Der Zeckenbiss ist versicherungsrechtlich ein Unfall.

Praktisches Vorgehen

- Zecke rasch mit Pinzette entfernen
- Hinweis auf mögliche Borrelien-Infektion: Patient soll auf Hautrötung in den nächsten Tagen achten
- Information zum FSME-Virus: zum Risiko, zur geographischen Verbreitung
- Aufklärung über den Schutz vor Zeckenbissen: sich mit deckender Kleidung und der Impfung gegen FSME-Virus schützen
- Empfehlung: regelmässig Kontrolle der Haut auf Zecken durchführen

Medikamente

Antibiotika, z.B. Amoxicillin, bei Borreliose mit Hautausschlag. Impfung zur Verhütung der Zecken-Encephalitis: aktive Impfung (Encepur® N oder FSME-Immun® CC).

Die Borreliose beginnt etwa sieben Tage nach dem Zeckenbiss: mit einem Hautausschlag, dem «Erythema chronicum migrans». Der Ausschlag kann manchmal schon nach drei Tagen auftreten, manchmal sogar später, erst nach vier Wochen. Eine unbehandelte Infektion heilt ab – oder greift später auf die Gelenke und verschiedene Organe über.

Die FSME (Frühsommer-Meningoenzephalitis) beginnt etwa 7 bis 14 Tage nach Ansteckung. Meistens gibt es nur leichte Symptome, ähnlich wie bei einer Grippe. Selten kommt es zu einer Meningoenzephalitis. Dabei ist ein schwerer Verlauf mit bleibenden Lähmungen oder einem tödlichem Ausgang möglich.

Zecken stechen nicht

Zecken müssen die Menschen nicht stechen, um von ihnen den frischen roten Saft saugen zu können. Wenn die blinden Tierchen eine gute Stelle «riechen», an der sie ein Blutgefäss anzapfen können, gehen sie sorgfältig und diskret vor. Darum erinnert sich etwa die Hälfte aller Patienten, die an einer von Zecken übertragenen Krankheit leiden, nicht an einen Zeckenbiss. Zuerst betäubt die Zecke die ausgewählte Stelle. Dann schneidet und bohrt sich das Tier mit speziellen Mundwerkzeugen einen Kanal bis zum ausgewählten Blutgefäss.

Wenn hingegen wir Menschen eine Zecke entfernen müssen, sollten wir rasch und unzimperlich vorgehen: mit einer Pinzette das Tier beim Kopf vorne fassen und wegziehen. Das Tier darf nicht die Zeit haben, sich zu erbrechen und seinen gefährlichen Mageninhalt und Speichel in die Blutbahn zu übertragen.

In den folgenden Wochen beobachten wir die Hautstelle genau, um rechtzeitig den Beginn einer Borrelieninfektion festzustellen. Fotos des typischen Hautausschlages, des Erythema migrans, sind in verschiedenen Patientenbroschüren enthalten, die im Internet bestellt werden können. Die Schweizerische Unfallversicherungsanstalt (SUVA) und die Pharmafirmen Baxter und Novartis, welche die FSME-Impfung herstellen, bieten diese Dienstleistung an. Von grosser praktischer Bedeutung sind natürlich die geographischen Karten mit den Regionen, wo die gefährlichen FSME-Viren in den Blutsaugern vorkommen.

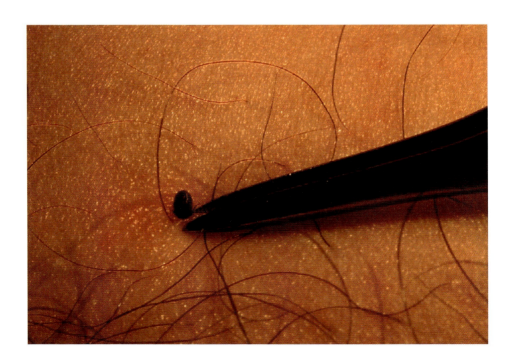

Normwerte
bei einigen wichtigen Notfalluntersuchungen

Herzfunktion
- Puls = Herzfrequenz: 60–100/min
- Schockindex = Herzfrequenz, geteilt durch systolischen Blutdruck: 0.5 Ein Wert von ≥1 zeigt einen hypovolämischen Schock an. Z.B. Herzfrequenz/ systolischer Blutdruck = 120/80 = 1.5
- Normaler Blutdruck:
  systolisch ≤139 mmHg
  diastolisch ≤89 mmHg
- Bluthochdruck = Hypertonie:
  systolisch ≥140 mmHg
  diastolisch ≥90 mmHg
- Tiefer Blutdruck = Hypotonie:
  systolisch <100 mmHg
  diastolisch <60 mmHg

Temperatur
- Körpertemperatur
  tympanal (im Gehörgang) bis 37.6 °C
  sublingual (im Mund) 36.1–37.1 °C
  axillär (Achselhöhle) 36–36.9 °C
  rektal (im Mastdarm) 36.5–37.4 °C
  Körperkerntemperatur (im Herz, Gehirn, usw.) 36.7–37.3 °C
  Bei Messwerten über der Norm kann man von «erhöhter Temperatur» reden. Werte über 38 °C gelten als Fieber
- Fieber: exakte Definition
  Körperkerntemperatur >38.3 °C

Blutzucker
- Blutzucker
  Glukose im Plasma (nüchtern): 3.9–5.6 mmol/l
  Blutzuckerwerte von mehr als 5.6 mmol/l sind zu hoch. In solchen Fällen kann sich mit der Zeit ein Diabetes entwickeln.
- Blutzuckerwerte bei Diabetes mellitus – Diagnose
  Glukose im Plasma (nüchtern): ≥7 mmol/l; Zu einem beliebigen Zeitpunkt, d.h. der Patient ist nicht nüchtern, gilt die Grenze ≥11.1 mmol/l.
  Blutzuckerwerte bei Diabetes mellitus – unter Behandlung
  ideal, gut eingestellt: 5.0–7.0 mmol/l
  genügend: <8.0 mmol/l
  ungenügend: ≥8 mmol/l
  Diese Angaben sind Nüchternwerte bei einer kapillären oder venösen Messung.

Entzündungszeichen im Blut
- Leukozyten: 3000–9600/µl
- Neutrophile Granulozyten: 1400–800/µl
- CRP (C-reaktives Protein): <10 mg/l

Gerinnung
- **Thromboplastinzeit, «Quick»**
  Angabe als INR-Wert: 0.9 –1.15
  Angabe als Quick-Prozentwert: 70 –120 %
- **Thromboplastinzeit bei einer peroralen Antikoagulation:** INR 2.0 – 4.5

Herzenzyme
- **Troponin:** negativ
  Troponin ist ein Protein in den Herzmuskelzellen. Bei einem Herzinfarkt gehen Muskelzellen zugrunde, und dieser Stoff wird ins Blut ausgeschwemmt. 6 bis 9 Stunden nach dem Ereignis kann das Troponin im Blut nachgewiesen werden.
- **CK (Creatin-Kinase):** <167 U/l bei Frauen, <190 U/l bei Männern
  Dieses Enzym gibt es in grosser Menge in den Herzmuskel- und Skelettmuskelzellen. Typisch bei einem Herzinfarkt ist ein Blutwert zweifach über der Norm. Die CK-MB ist eine Sonderform des Enzyms, kommt speziell im Herz vor und wird häufig auch gemessen.

Lungenfunktion
- **FVC (forcierte Vitalkapazität):** 3 – 6 l, je nach Geschlecht, Alter, Grösse und Rasse
  Die FVC zeigt an, wie viel Luft nach maximaler Einatmung herausgeblasen werden kann. Wenn die Luft kräftig, d. h. mit einem energischen Atemstoss, herausgeblasen wird, spricht man von forcierter Vitalkapazität.
- **FEV1 (forciertes exspiratorisches Volumen, Erstsekundenkapazität):** 80 –100 % des Sollwertes (Vergleichsgruppe) 2 – 5 l, je nach Geschlecht, Alter, Grösse
  Die FEV1 zeigt an wie viel Luft in der ersten Sekunde ausgeblasen werden kann. Meistens gibt man in Prozenten an, wie viel der Untersuchte erreicht im Vergleich zum Sollwert.
- **FEV1 / FVC:** ≥0.70
  Diese Berechnung zeigt den Anteil der forcierten Vitalkapazität, der in einer Sekunde ausgestossen werden kann. Bei Asthma ist die FEV1/FVC unter 0.70, und es kann nur ein Teil, z. B. ein Viertel (0.25) der Vitalkapazität ausgeatmet werden.
- **PEF (Peak Exspiratory Flow, Peak Flow, maximale Ausatmungsstärke):**
  400 –700 l/min, je nach Geschlecht, Alter, Grösse und Rasse
  Mit einem Peak Flow-Meter kann der Patient seine aktuellen Werte selber erfassen. Falls ein Asthmapatient z. B. nur noch die Hälfte seines eigenen Durchschnittswertes erreicht, ist dies ein Notfall.

Urin
- **Mikrohämaturie-Teststreifen:** negativ (keine Ec nachweisbar)
  Der Teststreifen zeigt bei 5 –10 Ec/μL an. Bei etwa 2500 Ec/μL ist der Urin rötlich verfärbt. Man spricht von Makrohämaturie. Bei einem positiven Resultat im Teststreifen kann das Urinsediment mikroskopisch untersucht werden. 0 bis 5 Erythrozyten pro Gesichtsfeld bei 400-facher Vergrösserung sind normal.

Abbildungsnachweis

S. 9: Benjamin Martens, Stadtspital Triemli, Zürich
S. 11: Dermatologisches Informationssystem DermIS, www.dermis.net
S. 17: Manfred Bächler, Laborgemeinschaft 1, Zürich
S. 19: Schweizerisches Toxikologisches Informationszentrum, Zürich
S. 25: Petter Brandtzæg, Ullevål Hospital, Oslo
S. 31: Migraine Action Association, Leicester
S. 41: Schweizerische Lebensrettungsgesellschaft SLRG, Wil
S. 43: Olivia Brunner, Langnau i.E.
S. 47: Suva, Abteilung Arbeitsmedizin, Luzern
S. 51: Thomas Ott, mit freundlicher Genehmigung von comicstil, Berlin
S. 53: André Seidenberg, Zürich
S. 57: Stop-Aids-Kampagne, Bundesamt für Gesundheit, Bern
S. 59: Christian Rüedi, Zürich

Umschlag: iStockphoto, Fotolia

Übrige Abbildungen: Felix Schürch